CÓMO APRENDE EL CEREBRO

DE LOS ESTUDIANTES

Dr. Enrique Uguet, Ph. D.

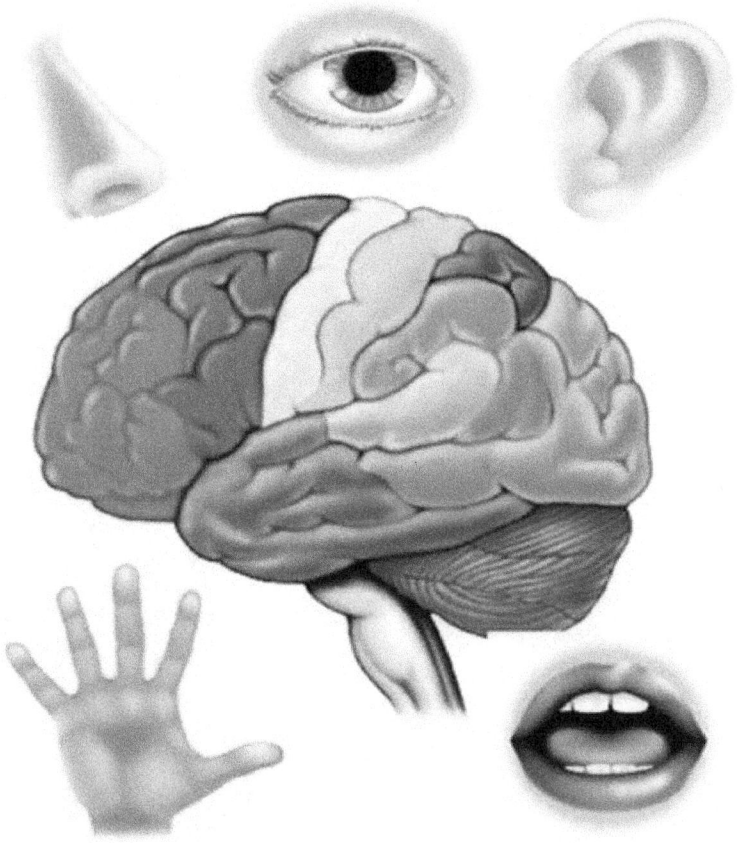

CÓMO APRENDE EL CEREBRO DE LOS ESTUDIANTES

Dr. Enrique Uguet, Ph. D.

Cómo aprende el cerebro de los estudiantes
Primera edición, 2015

Revisión: *Débora A. García*
Edición, diseño y composición: *Josefina Ezpeleta*
Diseño de cubierta: *Juan José Catalán*

ISBN: 978-1543032956
ISBN: 1543032958

Dedico esta obra a mis tres nietos que han constituido para mí un orgullo moral, espiritual y un estímulo intelectual.

PRÓLOGO

Es fascinante conocer cómo ocurre la formación del cerebro humano a partir de unas pocas neuronas que aparecen cuarenta y dos días después de la concepción del nuevo ser y se transforman, en poco tiempo, en el órgano central del sistema nervioso que nos permite interactuar con el medio que nos rodea.

Los estudiosos del tema del neurodesarrollo concuerdan en que la actividad de la corteza cerebral es muy intensa en los primeros años de vida y, que el cerebro del niño, del adolescente y del adulto, cambia constantemente gracias a su inmenso poder de adaptación, sea para recuperar funciones perdidas o para adaptarse a nuevos requerimientos ambientales, es decir, para aprender.

En el binomio profesor-alumno, es innegable la influencia que el primero ejerce sobre el segundo, especialmente cuando conoce y aplica la metodología correcta a sus clases, pone a funcionar el cerebro de sus estudiantes y les enseña a estudiar.

El Dr. Uguet, privilegiado por su experiencia de ser médico y maestro a la vez, destaca la importancia de la voluntad del estudiante para apropiarse o hacer suyos los conocimientos que el profesor le brinda y que deben ser la motivación para que estudie, investigue, descubra y memorice, así como para que aprenda de acuerdo a su capacidad intelectual.

Pero en particular, explica por qué el maestro debe conocer la forma en que aprende el cerebro de los estudiantes, con el objetivo de que se apropie de herramientas esenciales para su labor docente.

Enseñar es un arte, pero a la vez, si no se hace con conocimiento de aspectos anatómicos y fisiológicos del cerebro de las personas a las cuales quiere transmitir información, no cumple esa función. Pero he aquí que en el proceso docente participa el binomio maestro-alumno, o lo que es lo mismo, cuando del proceso en sí se trata, el binomio enseñar-aprender.

Si bien apunta elementos necesarios para que el estudiante aporte su contribución a fin de lograr el éxito en el proceso docente, estas páginas están dirigidas fundamentalmente al maestro, aunque no dejan de ser importantes para los padres, apoyo fundamental para que la enseñanza se convierta en aprendizaje.

El autor, de forma amena, después de explicar importantes aspectos del cerebro, los cinco sentidos y el sistema nervioso central, pasa a exponer lo que define como la LEY GENERAL DE LA ENSEÑANZA CEREBRAL y la teoría que avala este tipo de enseñanza, para después desarrollar diecisiete principios y veinte técnicas que ayudarán a los maestros a obtener éxito en el complejo proceso de la enseñanza, siempre y cuando, claro está, los alumnos cumplan su parte.

Se trata, indudablemente, de un tema interesante no solo para los maestros y padres o familiares encargados de ayudar a los niños y jóvenes en su aprendizaje, sino para toda persona que enfrente, en alguna etapa de su vida, el proceso de enseñanza-aprendizaje y tenga el interés de hacerlo de la mejor manera.

DÉBORA A. GARCÍA

Agradezco a mi hermana, Sra. Aleida Uguet, maestra norma-lista de diecinueve años de experiencia, cuyos consejos, reco-mendaciones, correcciones y fraternales discusiones, pulieron y le imprimieron calidad a este modesto trabajo.

INTRODUCCIÓN

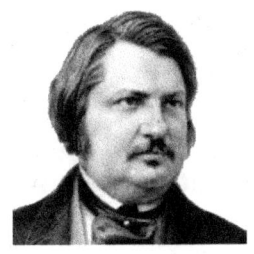

> *Un libro hermoso es una victoria*
> *ganada en todos los campos de batalla*
> *del pensamiento humano.*
> *HONORATO DE BALZAC (1799-1850)*
> *Novelista francés*

El soldador calificado trabaja con las herramientas para soldar y conoce perfectamente las características de su objetivo de trabajo: los metales; el carpintero diestro sabe perfectamente la función de cada uno de sus instrumentos de carpintería y las peculiaridades del propósito de su labor: las maderas; el pintor hábil selecciona con seguridad y atino la pintura, la brocha y demás utensilios para abordar la superficie a pintar con pericia inusitada.

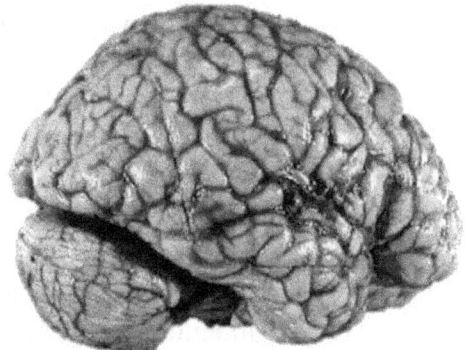

¿Y el maestro?, ¿con qué trabaja el maestro? Podemos decir que el maestro trabaja con los materiales de enseñanza, estos son sus «herramientas» de trabajo.

¿Y cuál es su objetivo? El alumno.

¿Es esto cierto? ¿Está usted de acuerdo? ¿Sí? ¡Pues no!

Pudiéramos decir que es cierto, pero no absolutamente cierto. El maestro no trabaja directamente con los páncreas de los alumnos, tampoco con sus hígados, ni con sus estómagos. El maestro dirige todo su esfuerzo docente hacia el CEREBRO de sus alumnos; este es su objeto de trabajo.

A mi juicio, no albergar este criterio, es el error más grave que puede cometer un maestro. No percatarse de que trabajamos con el órgano encefálico de los estudiantes, el cual no es posible ver y sobre el que no podemos actuar directamente, sino A TRAVÉS DE LOS ÓRGANOS DE LOS SENTIDOS, mediante los estímulos físicos que provienen de la actividad docente del maestro.

Supongo que usted no concibe a un pintor que desconozca las características del objeto a pintar o que utilice la misma pintura para la madera y para el cemento, o a un soldador que ignore las particularidades del material que va a soldar y emplee el mismo ingrediente para el acero, el hierro o el bronce o a un carpintero que use iguales componentes para trabajar la majagua, la caoba o la madera contrachapada (*plywood*).

Pues igual le sucede al maestro, ¿cómo es posible enseñar a un alumno sin tener las nociones básicas de cómo aprende su cerebro? Hay una sola forma de llevarlo a cabo y es la que utilizan la mayoría de los educadores: EMPÍRICAMENTE. Y no le quepa a usted duda de que muchos, a pesar de esto, son unos verdaderos artífices de su profesión y sientan cátedra en el maravilloso arte de informar a sus alumnos.

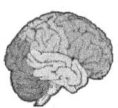

El método empírico es el que se apoya exclusivamente en la experiencia y la observación, y no en la teoría.

El método empírico es el que utilizan algunas campesinas «parteras», llamadas también comadronas, en aquellos países en los que no existe un servicio médico rural ni especialistas en obstetricia, cuando asisten a una mujer a la que se le presenta el parto. ¿Con cuáles conocimientos? Con los adquiridos a través de años mediante la práctica diaria, al haber observado a su madre o abuela cuando hacían este trabajo, pero sin ningún fundamento teórico ni científico sobre el mismo.

Y si bien es cierto que con este método empírico también se obtienen resultados en la docencia, no es menos cierto que si profundizamos en la teoría de este apasionante tema y logramos dominar las nociones básicas del proceso mediante el cual el cerebro adquiere conocimientos, los resultados con toda seguridad serán más exitosos. A propósito, no creo que esta materia esté contemplada en ninguna asignatura de la carrera de un maestro.

Con esta aseveración que categóricamente hemos planteado, y delimitando aun más dentro de la masa encefálica, podemos decir que *las neuronas de los alumnos son el objetivo pedagógico principal del maestro*, lo cual no significa que queramos despersonalizar al alumno, que no lo consideremos un ser integral, que no reconozcamos la identidad de cada uno de ellos y que no aceptemos que puedan existir otros factores que a nuestro juicio son significativos.

Cuando decimos que el maestro le enseña a las neuronas del cerebro de sus alumnos, es una forma de simplificar el complejo proceso de aprendizaje que ocurre en él. Es sabido que además se necesita de una producción adecuada de DOPAMINA —neurotransmisor producido en la substancia negra (*locus niger*) y en el área ventral tegumentaria del mesencéfalo— que, al actuar sobre la corteza pre-frontal, interviene en: (1) la habilidad de concentrarse para aprender, (2) la formación de la memoria de larga duración, (3) la planificación de estrategias, (4) la resolución de problemas, (5) la toma de decisiones y (6) la destreza para reaccionar y moverse.

Esto quiere decir que, respetando y teniendo en cuenta sus individualidades, debemos emplear nuestros conocimientos sobre cómo la maquinaria más importante y compleja del cuerpo del alumno aprende, con el fin de optimizar el proceso docente.

Para laborar de acuerdo a la manera en que el cerebro procesa la información, es posible que usted tenga que tropezar con magnas dificultades, la más importante, su propia estructura mental, edificada por sus hábitos y costumbres, sin olvidar su incredulidad, también fortalecida por sus éxitos con el método secular empleado.

Sobre este aspecto de la enseñanza se han llevado a cabo encarnizadas y periódicas luchas para aceptar o rechazar los avances que la Neurociencia reporta y para legalizar o invalidar un aporte al rumbo hasta ahora seguido en los conceptos de la enseñanza, aunque el giro no sea de 180 grados.

Voy a tratar de explicar este novedoso proceso del aprendizaje del cerebro de una forma más sencilla y práctica que la que hasta ahora he leído en diversos artículos y libros, además de las conferencias que he escuchado con prudencia, y siempre, filtrando la información recibida a través de dos de mis estructuras cerebrales: el SISTEMA ACTIVADOR RETICULAR ASCENDENTE y el TÁLAMO, mediante el análisis de los resultados que he obtenido en mi experiencia diaria.

No pretendemos tampoco que el maestro lance por la borda todos los conocimientos adquiridos durante años y los sustituya completamente por otros nuevos, acordes a la función que el cerebro desempeña en la adquisición de conocimientos. No, no es un «borrón y cuentas nuevas», lo que ambiciono no es un trasplante de métodos, sino un injerto de procedimientos, una simbiosis de criterios y técnicas, en la que de ambos procederes asociados —el antiguo modificado y el nuevo incorporado— se obtengan provecho y mejores resultados académicos durante el curso escolar.

Mis intenciones no son destruir aquello que ya existe, ni construir una Torre de Babel para recibir el castigo de que ambos procedimientos hablen diferentes idiomas, sino mejorar, perfeccionar los métodos docentes que se utilizan en la actualidad, incorporándoles los avances logrados en neurofisiología sobre cómo aprende el cerebro.

Pretendo que usted no solo se conforme con leer el contenido de este libro, sino que lo ESTUDIE, se lo APRENDA, y LLEVE a su memoria de larga duración sus conceptos fundamentales. Es por esto que al escribirlo traté de hacerlo de forma tal, que le facilite a su cerebro el procesamiento de la información que le suministro.

El alumno tiene dos fuentes básicas para aprender: las enseñanzas provenientes del maestro y las derivadas del estudio de los libros de texto. Al inicio de esta primera parte insistimos en la importancia que tiene para el maestro percatarse de que trabaja con el cerebro de sus estudiantes a través de sus órganos de los sentidos y que tiene que modificar e incorporar algunas estrategias en sus actividades docentes para convertirlas en un proceder más efectivo.

Pero, ¿qué podemos decir de los autores de los libros de texto que se utilizan en las escuelas? ¿Están escritos de acuerdo a como en la actualidad se señala que el cerebro de los estudiantes aprende? ¿Poseen esos autores los conocimientos necesarios sobre este aspecto para redactarlos y confeccionarlos?

No sería correcto generalizar, pero sin lugar a dudas se puede afirmar categóricamente que NO TODOS se guían por los fundamentos obtenidos en las recientes investigaciones científicas en el campo de la neurociencia y las recomendaciones que de estas se derivan. Pero voy a ser más inflexible, ni aun algunos libros que he leído sobre este tema de cómo el cerebro aprende, están escritos de acuerdo a cómo mi cerebro procesa su contenido; en estos no se señala, al igual que en los libros de texto de los alumnos, las partes más importantes. Al leerlos, me siento como un náufrago en un mar de conocimientos, sin que se destaquen los aspectos más importantes, porque los autores utilizan un vocabulario y una redacción para el consumo por ellos mismos, sin tener en cuenta si el lector entiende o no, porque, entre otros aspectos, carecen de ilustraciones, esquemas, resúmenes, mapas conceptuales, repeticiones, revisiones y un sinfín de procedimientos, los cuales ayudan al cerebro a procesar adecuadamente la información, según han señalado los neurocientíficos.

Cuando las casas editoriales van a las escuelas a hacer propaganda o pedir opiniones sobre un libro de texto que quieren vender al sistema escolar, ¿saben ustedes con quiénes se reúnen? ¡Correcto!, con la dirección de las escuelas y los maestros. ¿Y a quiénes ignoran supinamente? De nuevo usted está en lo cierto... a los estudiantes, al eslabón más fundamental de esta cadena docente, a las personas que van a utilizar los textos cotidianamente, a los que van a beneficiarse del estilo con que está escrito o a sufrir las funestas consecuencias de su ausencia de clarividencias. Consultar con todos los alumnos creo que no es lo más acertado, es mejor informarse con aquellos que tienen notas de A y B, que son los que supuestamente han utilizado los libros con más frecuencia.

Teniendo en cuenta lo mencionado hasta esta página, a la hora de redactar los distintos capítulos, he adoptado medidas, que son fruto de mis estudios sobre este tópico, he volcado ideas que me han surgido al respecto y que pueden servir de orientación a futuros autores y sus respectivas casas editoras.

Por lo tanto, trataré de:

1. Usar en la redacción de los capítulos las palabras que se utilizan en el lenguaje diario, con el fin de que usted conozca su significado y capte con más facilidad el sentido de la oración, así como evitar el uso de vocablos infrecuentes.

2. Redactar los capítulos de manera que le sea fácil procesar en su cerebro la información que le transmito.

3. Organizar lo mejor posible cada capítulo, dándole un orden y secuencia lógicos a fin de facilitarle la comprensión.

4. Resaltar los conceptos básicos, las definiciones y las palabras claves.

5. Repetir los conceptos importantes, en la medida de lo posible, sin caer en la monotonía ni en la redundancia, con el fin de que los lleven del hipocampo a la memoria de larga duración.

6. Utilizar ejemplos para su mayor comprensión y retención.

7. Redactar resúmenes al final de los capítulos, cuando entienda que resultarán útiles e incluso hasta necesarios.

8. Emplear ilustraciones cuando sea pertinente, cumplimentando el adagio de que: «una imagen vale por mil palabras».

9. Destacar la importancia que tiene determinada información para su vida diaria o actividad docente.

Solo les reclamo que hagan aquello que yo no puedo hacer por ustedes durante el tiempo de lectura, para permitirles a sus neuronas que desempeñen su labor de adquirir, procesar y almacenar los conocimientos existentes en este libro, en las mejores condiciones permisibles, las cuales describo a continuación:

- Escoja un LUGAR ADECUADO: agradable, solitario, silencioso, «vacunado» contra las perturbaciones ambientales, con un mobiliario cómodo, iluminación apropiada y temperatura confortable.
- Evite las INTERRUPCIONES.
- Sortee las DISTRACCIONES y EVASIONES MENTALES.
- Antes de comenzar a leer el libro, efectúe una REVISIÓN GENERAL: lea el título, el índice de los capítulos, hojéelo, observe las figuras para tener una idea general sobre el asunto de que trata y que su cerebro empiece a hacer conexiones buscando la información que tiene almacenada sobre este tópico y pueda HACER ASOCIACIONES.
- Preste el MÁXIMO DE ATENCIÓN a su lectura.
- Su ESTADO DE ÁNIMO es muy importante durante la lectura; tiene que estar alegre, contento, sentir placer con la tarea que está realizando, encontrarla útil, necesaria, así

como sentirse relajado, calmado, sereno, con un espíritu positivo frente a la lectura.

- Despeje su mente de IDEAS Y PENSAMIENTOS NEGATIVOS, de preocupaciones. Siéntase capaz de enfrentar con éxito la tarea de leer este libro, considérese competente y eleve su autoestima.
- Vincule la lectura que esté llevando a cabo con su actividad docente cotidiana y encuéntrele una aplicación práctica, útil y ventajosa.
- Lea los capítulos en secuencia, sea MENTALMENTE ORGANIZADO.
- Durante la lectura, confeccione ESQUEMAS, GRÁFICOS, MAPAS CONCEPTUALES.
- Cuando un párrafo le sea difícil o confuso o tenga dudas para comprenderlo, trate de desentrañarlo, DIVÍDALO EN SECCIONES por oraciones y LÉALO VARIAS VECES. Recuerde que no puede aprender aquello que no es capaz de entender.
- DESCANSE periódicamente durante la lectura y MEDITE sobre el contenido de lo leído.
- No lleve a cabo una lectura superficial del libro para terminar de leerlo, LÉALO PARA APRENDER. La velocidad que le imprima estará en relación con la comprensión del tema y las características de este. Lea despacio los conceptos nuevos y complejos, las definiciones y asuntos medulares, y más rápido, las descripciones sin mayor importancia. Pero en general, evite siempre la velocidad excesiva.
- Lea con profundidad, CONCENTRACIÓN, sin distraerse, en voz alta preferiblemente.
- SUBRAYE O DESTAQUE aquellas partes que considera importantes o que contengan pensamientos centrales, TOME NOTAS, ESCRIBA RESÚMENES. Al repasar, concéntrese fundamentalmente en estos aspectos señalados.

- Cuando lea un concepto que considere importante, tenga presente que lo ha situado en el HIPOCAMPO, lugar donde se almacenan los conocimientos recién adquiridos; entonces proceda a ANALIZARLO, REPETIRLO y, al día siguiente, REPASARLO, con el fin de trasladarlo a la memoria de larga duración.

- Las partes del libro que considere importantes, LÉALAS DESPACIO Y EN ALTA VOZ.

- Si encuentra una palabra que no conoce y esto no le permite comprender el párrafo, deténgase, BUSQUE EL SIGNIFICADO en el diccionario, anótelo en una libreta y lea de nuevo el párrafo.

- No deje que su cerebro funcione como una máquina de registro de palabras, oraciones y párrafos. Después de leer cada párrafo o capítulo, haga una PAUSA para analizar y reflexionar sobre el mismo.

- Puede ESCUCHAR MÚSICA INSTRUMENTAL a un volumen adecuado.

- Acostúmbrese a REVISAR las notas o resúmenes confeccionados.

CONSIDERACIONES GENERALES

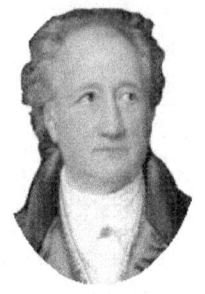

Lo que no comprendemos no lo poseemos.
JOHANN WOLFGANG VON GOETHE
(1799-1832)
Escritor alemán

El cerebro del estudiante recibe infinidades de estímulos sensoriales durante cada segundo de su existencia en el aula.

Los visuales están relacionados con las características corporales, los gestos, vestuarios y el comportamiento de sus condiscípulos y maestro, así como con la decoración e iluminación del aula.

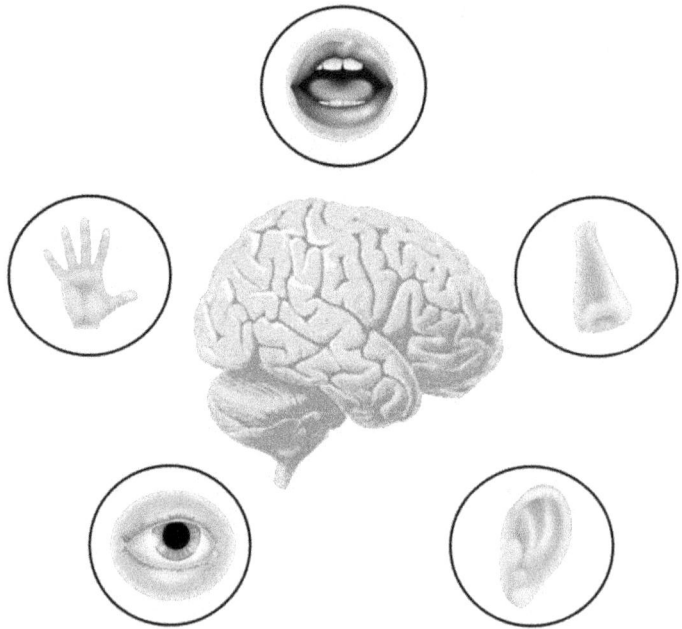

Los cinco órganos de los sentidos.

Los estímulos auditivos, con las explicaciones del profesor, conversaciones de los alumnos y ruidos ocasionales dentro y fuera del aula, mientras que los cutáneos, con la temperatura y humedad del recinto, el contacto de la ropa y el calzado que viste y calza así como las particularidades de la construcción del pupitre en que está sentado: dureza y forma.

A los pormenores descritos se les suman las excitaciones extemporáneas como son las informaciones por los altoparlantes, alguien que visite el aula o alguna otra eventualidad.

A este cúmulo de estímulos debemos agregar los relacionados con el estado anímico del alumno, derivados de su medio ambiente, desde el cual se movilizó hasta la escuela, como serían los vínculos interpersonales con su familia, si hubo alguna discusión o violencia familiar, la situación económica que impera en su casa, si tenía uniforme o ropa adecuada que ponerse o alimentos para desayunar, y si disponía de transporte para ir a la escuela.

Independientemente de que cuenta con la ayuda del SISTEMA ACTIVADOR RETICULAR y el TÁLAMO, no hay que llevar a cabo muchas sinapsis en nuestro cerebro para comprender la armadura sensorial que el maestro tiene que atravesar para captar la atención del alumno y poder lograr los objetivos docentes que persigue:

Ambiente adecuado para la enseñanza	Nivel de *motivación* aceptable	*Atención* apropiada de su audiencia
Penetración, sin interrupciones, de sus *explicaciones* hasta el tejido neuronal	*Tránsito* fluido de los *estímulos electro-químicos* hasta las estructuras anatómicas cerebrales correspondientes	
Comprensión y razonamiento, por parte de los estudiantes, de la materia explicada al más elevado porcentaje posible		
Traslado de esos conocimientos hasta el HIPOCAMPO, donde se almacenan hasta decidir qué hacer con ellos.		

Después de alcanzar estos objetivos, el alumno por la noche, mediante el estudio y durante el sueño, los trasladará, desde el HIPOCAMPO, hasta un lugar de la corteza cerebral, donde reside su memoria de larga duración, para almacenarlos y recuperarlos cuando les sean necesarios en el futuro.

En la actualidad somos protagonistas privilegiados del cambio ostensible que se está llevando a cabo, de manera insensible y tal vez discretamente solapado, en los métodos utilizados para enseñar y en la forma de explicar los temas correspondientes al currículo escolar.

Esta mutación docente la han engendrado los «espermatozoides de la ciencia» y los «óvulos del cerebro», para procrear nuevos conocimientos sobre el proceso de aprendizaje del estudiante; a medida que son concebidos, cobran vida, crecen, se fortalecen y multiplican bajo la tutela de personas ejemplares, como son los maestros, los cuales hacen un uso benefactor y provechoso al aplicarlos a sus técnicas de enseñanza, obteniendo resultados que cada día son más alentadores por ajustarse de una manera real, práctica y fisiológica a los «vericuetos» del binomio MAESTRO-ALUMNO y al entorno —estímulo (órganos de los sentidos)-receptor (cerebro)— que entre ambos se establece y que no podemos ni debemos ignorar, porque sería un sacrilegio imperdonable.

Este cambio, o mejor expresado, esta modificación de criterios, se está promoviendo en los educadores de forma lenta, paulatina, a plazos, y avanza bajo la lupa minuciosa e inteligente y el filtro crítico y suspicaz de estos, para seleccionar aquellos aportes que en realidad merezcan nuestra confianza. Aunque reconocemos que en ocasiones nos cuesta un enorme esfuerzo hacerlos penetrar en nuestro cerebro y transformar hábitos docentes, que nos han acompañado celosamente durante lustros, debido a la anchurosa y sólida envoltura que nuestra experiencia centenaria nos ha creado en la osamenta craneal, lo cual nos ha hecho creer que somos poseedores de la verdad absoluta y nos ha convencido que la debemos de mantener incólume e inmutable *per saecula saeculorum* (por los siglos de los siglos).

Aun así, estos mínimos aportes que aceptemos, por insignificantes que parezcan, constituyen un paso hacia la razón, un avance positivo dirigido por el pensamiento científico, más precisamente, por la neurociencia.

CAPÍTULO I

Aceptarla o no aceptarla, he aquí el problema

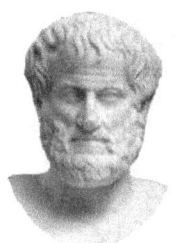

No hay que empezar siempre por la noción primera de las cosas que se estudian, sino por aquello que puede facilitar el aprendizaje.
ARISTÓTELES
(348 A.C.-322 A.C.)
Filósofo griego

Estos nuevos criterios sobre el aprendizaje del cerebro de sus estudiantes pudieran ser aceptados por los maestros empleando solo el sentido común, sin la exigencia y el rigor de una comprobación exhaustiva, ya que existen investigaciones de laboratorio realizadas por neurocientíficos de reputación acreditada, cursos nacionales sobre esta materia, libros publicados con referencia a estos aspectos y educadores prestigiosos, que los han corroborado en la práctica y los respaldan. Se reconoce que la veracidad de una concepción científica se fundamenta principalmente en la experiencia cotidiana.

El maestro, cada cierto tiempo, debe valorar su trabajo con honestidad y espíritu crítico, sin confundir su poder de análisis, con el fin de detectar sus virtudes y defectos, de comprobar si sus hábitos y procederes se fundan en un estilo correcto, conformado sobre teorías irrefutables, y poseer el coraje de apartarse de sus actividades negativas o irracionales, así como tener la capacidad para actuar con inteligencia e integridad en los momentos cruciales de su razonamiento, al final de los cuales deberá tomar una decisión trascendental.

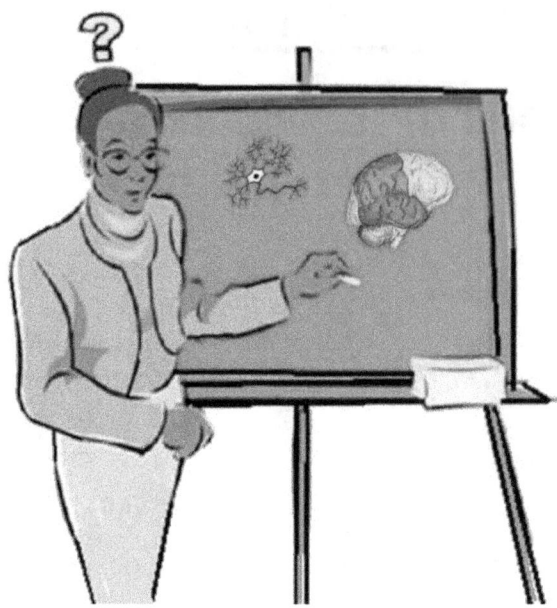

Con el transcurso del tiempo, los deseos de efectuar un cambio en las técnicas docentes empleadas y en los conceptos medulares de la enseñanza se congelan en el cerebro de algunos maestros y por qué no decirlo, en los de ciertos dirigentes. Y esta actitud inspira más que a la compasión, a la reflexión.

Y permítanme en estos momentos tomarme la libertad de utilizar una metáfora de un pasaje de la obra *Hamlet* de William Shakespeare: «Ser o no ser». Aceptarla o no aceptarla: he aquí el problema del maestro. ¿Qué es más conveniente para su espíritu? ¿Sufrir los golpes y dardos de los resultados académicos y opiniones desfavorables o tomar una actitud docente novedosa contra un piélago de calamidades escolares, y hacerles frente, con esta nueva teoría?

En resumen: no podemos continuar como hasta el momento, tampoco ignorar las técnicas novedosas, no acomodarnos, sino comenzar a aceptarlas y aplicarlas.

La teoría de enseñar acorde a como aprende el cerebro tiene un aval poderoso, un sustrato confiable y debemos enfrentar este nuevo criterio, no con el vicio de negar automáticamente todo aquello que sea innovador, moderno, sino con la virtud de analizar sin altivez, despojados de todo prejuicio ancestral, con justas intenciones, de modo que prevalezcan siempre en los mecanismos mentales, el beneficio y el porvenir de los alumnos y, que los fines que persigue este método —enseñar mejor a los alumnos— pongan a prueba la inteligencia y buena voluntad de los maestros y sus dirigentes.

El método actual de enseñar está invadido por enfermedades que si bien no son mortales, sí afectan y dejan secuelas en los resultados académicos y culturales de los alumnos.

Es necesario tener el concepto de que los científicos y maestros que, con honestidad, sabiduría y sin beneficios económicos, han estudiado y puesto en práctica estos nuevos avances de cómo el cerebro procesa la información, filtran los resultados para dejar pasar solo las nociones más puras, creíbles y confiables, para con ellas nutrir las técnicas tradicionales que alberga el intelecto de los maestros y los directores, y de esa manera después alimentarlo, moldearlo y conformarlo hasta CREAR UNA METODOLOGÍA DE INSTRUCCIÓN MUCHO MÁS ELABORADA y con los avances científicos racionales incorporados en su columna vertebral.

Pero si el maestro —o los directores— no es capaz de interpretar con juicio este procedimiento docente, surgirán malentendidos, florecerá la indiferencia de tal forma que empañará el entendimiento, por lo que esta envoltura aislante tendrá resultados catastróficos en las conexiones de sus neuronas.

Este nuevo estilo de trabajo, o si se quiere, estos nuevos aportes al ya existente, no están provistos de enigmas perturbadores ni escollos infranqueables. Despojémonos de toda vanidad y prepotencia, no nos consideremos portadores de la llama olímpica ni de la verdad absoluta. Es posible tener deficiencias, pero lo que es inadmisible es no darse cuenta de ellas.

No se convierta en un pragmático conceptual, totalmente proclive al empleo de los métodos convencionales para alcanzar sus objetivos docentes. No cubra con la laca del desinterés los libros y artículos científicos que nos muestran la luz brillante que alumbra el camino de la sabiduría y nos aparta de los vericuetos que nos rodean y quieren conducirnos al ocio y la rutina, convirtiéndonos en devotos de una técnica que puede ser mejorada y actualizada.

No contamine su análisis con reservas insustanciales; por favor, no tapie sus espacios sinápticos con criterios preestablecidos, bríndele a sus dendritas la oportunidad de comunicarse libre y racionalmente con los axones correspondientes.

Si usted desea seguir atado al método que está empleando, ese es su derecho y hay que respetárselo para no tener un problema con la primera enmienda de la Constitución de este país, promulgada el 15 de diciembre de 1791: libertad de culto, de expresión, de prensa, petición y reunión.

Pero, ¿qué pecado comete si descubre o se percata que ciertas conductas docentes ya no son las más apropiadas?, ¿qué sentido tiene empecinarse en continuar con ellas? No se debe tratar con irreverencia un método que desea hacer el bien.

El maestro no puede hacerse eco de comentarios superficiales ni ignorar las opiniones de los que la recomiendan, solo necesita conocerla y yo estoy tratando de presentársela respetuosamente. Si le es posible adéntrese en ella, que al regreso, seguro que será su apasionado admirador. Siempre que una persona se dedica a escarbar en los documentos sobre un tema, es posible que encuentre un tesoro de sapiencia. No desperdicie esta oportunidad, continúe leyendo, solo arriesga perder el tiempo de lectura —que por cierto, no creo que lo pierda—, pero si gana, obtiene un beneficio de un valor incalculable: ¡el eterno agradecimiento de sus alumnos y padres, de la sociedad en que se van a desenvolver y de la nación a la que usted pertenece por vínculos natales o jurídicos!

CAPÍTULO II

Particularidades del cerebro de los estudiantes que recibimos

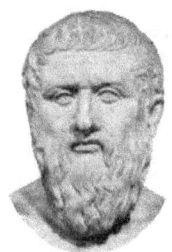

Todo lo que se llama estudiar y aprender no es otra cosa que recordar.
PLATÓN
(427 A.C.-347 A.C.)
Filósofo griego

En este capítulo me voy a referir a las características del cerebro de los alumnos de educación media y pre-universitaria,[1] es decir, a la etapa de la adolescencia o fase de la vida estudiantil comprendida entre la infancia y la edad adulta.

Es conocido que el cerebro alcanza prácticamente su tamaño máximo al final de la infancia y que durante la adolescencia continúa creciendo pero de manera estructural, sobre la base de un aumento del número de dendritas, de su prolongación y de una multiplicación de la cantidad de sinapsis que se forman.

También adquiere desarrollo la asociación entre sus diferentes partes, a través de una sucesión de cambios organizativos que comienzan en el lóbulo occipital y avanzan hasta terminar en el lóbulo frontal.

El Dr. Jay Giedd, del Instituto Nacional de Salud Mental en Bethesda, Maryland, junto con sus colegas de la Universidad de Mc Gill en Montreal, estudiaron 145 adolescentes normales con la resonancia magnética nuclear funcional, y encontraron que la corteza pre-frontal continúa creciendo en su armazón durante

---

[1] Conocida en Estados Unidos como *middle or junior high school education, and high school education* respectivamente. *(N. del E.)*

la pubertad (primeros años de la adolescencia) y, a medida que progresa y se organiza, los adolescentes adquieren más y mejores habilidades que están controladas por esta zona, como son:

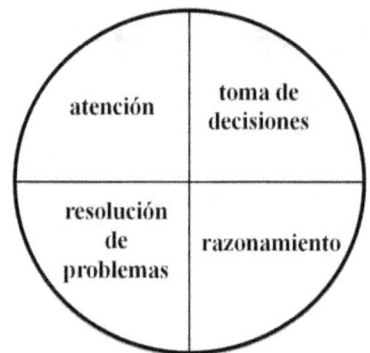

Figura II-1. Ejemplos de habilidades.

Debido a estos cambios, el cerebro de los adolescentes que el maestro recibe en los niveles educacionales mencionados, son en términos generales, inestables, inmaduros y conflictivos, ya que sus personalidades están en una fase de transición, del abrigo del núcleo familiar, a querer considerarse «independientes«, influidos por sus relaciones interpersonales y sociales. De aquí la importancia, por parte de los padres, de tener un control o conocimiento de sus amistades, en esta etapa crucial de sus vidas.

¿Cuáles son las influencias que experimentan los cerebros de los adolescentes que acogemos en el aula?

1. Las características hereditarias genéticamente que aportan sus padres y, dentro de las que son transmitidas, las intelectuales y los rasgos básicos de la personalidad, que se heredan a través de los genes que se encuentran en el núcleo de las células reproductoras: el óvulo de la madre y el espermatozoide del padre. Dentro de este núcleo se encuentran los cromosomas que contienen miles de genes compuestos por el ácido desoxirribonucleico (ADN), el responsable de transferir la información hereditaria.

2. El medio ambiente hogareño y social.
3. Su desarrollo nutricional.

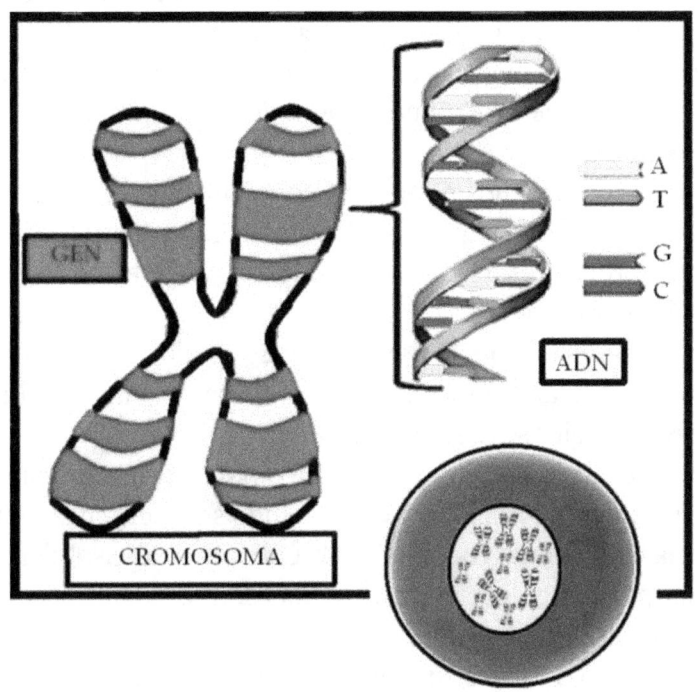

Figura II-2. El cromosoma, el gen y el ADN.
A – adenina, T – timina, G – guanina, C – citosina.

La evolución del cerebro del adolescente lleva a cambios emocionales, psicológicos y sociales influidos también por la secreción de hormonas, cuyas concentraciones se incrementan de forma espectacular durante la pubertad y son, estos cambios en la personalidad del alumno, con los que el maestro tiene que lidiar en el aula.

Ahora no quiero que se me escapen de la mano las palabras que quiero escribir. Cada alumno construye su cerebro con conocimientos y experiencias, y este órgano es *sui géneris,* como las huellas dactilares, no existen dos que estén idénticamente «alambrados» con las mismas conexiones entre sus neuronas, dándole a cada uno de ellos una determinada individualidad.

Los vínculos entre sus células nerviosas cambian en la medida que adquieren nociones y vivencias, y estas modificaciones cerebrales pueden llevarse a cabo en horas o días, por lo que al alumno le es necesario estudiar de manera adecuada durante un tiempo prudencial.

Cuando los alumnos repiten un conocimiento, las dendritas se ponen intranquilas, se prolongan, buscando, amistosas y afanosamente, los axones terminales vecinos para establecer relaciones sinápticas con ellos.

Es como cuando los educandos juegan un deporte, mientras más lo practican y corrigen sus errores, más habilidades adquieren y mejor se desempeñan.

Igual ocurre con el cerebro de los estudiantes, cuantas más veces estudien correctamente un tema, sus neuronas llevan a cabo más relaciones homogéneas con otras, consolidando las sinapsis para establecer circuitos que contienen la información de una manera más exacta.

La labor de un maestro consiste en colocar la información en los órganos de los sentidos de sus alumnos de la manera más comprensible para sus facultades intelectuales. Lo que ellos hagan con esos conocimientos y sus padres se los permitan, no es de su responsabilidad ni competencia.

Todo depende de la aptitud o capacidad intelectual del estudiante para procesarla y conducirla hasta su memoria de larga duración, almacenarla y recuperarla cuando le sea necesario, así como de la supervisión y orientación de los padres para que lleve a cabo las actividades de estudio necesarias para lograr con éxito el aprendizaje.

He estado buscando mentalmente un ejemplo para la interrelación del maestro con los alumnos y le voy a expresar un símil que he considerado adecuado, ¡ojalá alcance mi objetivo!

Supongamos que el maestro es un cocinero y les está enseñando a sus alumnos una receta de cocina. Les explica los diferentes ingredientes que se necesitan, el modo de mezclarlos y el tiempo de cocción. Con estos elementos que se llevan para su casa: las instrucciones del maestro, las notas de clase y el libro de recetas, los estudiantes preparan en la cocina (su cerebro) la comida (información) siguiendo la receta que el maestro les explicó. El maestro, por supuesto, no es responsable de la calidad del plato preparado (el resultado del estudio realizado).

Todo depende de varios factores: si atendieron en clase, si comprendieron las explicaciones, si estudiaron la receta, pero también, de sus características genéticas, si pusieron interés y voluntad en sus casas para llevarlas, utilizando sus hipocampos, a la memoria de larga duración.

CAPÍTULO III

Participación del estudiante en el proceso que su cerebro lleva a cabo para adquirir conocimientos

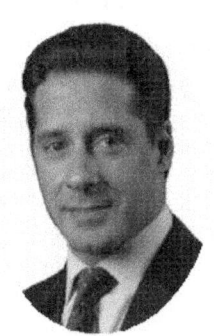

Tenemos grandes expectativas y una gran demanda de nuestros estudiantes, que van a venir a la escuela cada día con una buena disposición y deseo de aprender y trabajar duro para obtener los conocimientos y experiencias que se les ofrece.
SR. ALBERTO M. CARVALHO
Superintendente Escolar del Condado de Miami-Dade

Nos podemos regodear hablando sobre el proceso del aprendizaje del cerebro, de la memoria a corto y a largo plazo, de las cualidades del maestro, del arte de dar una clase, de la importancia de un ambiente adecuado para el aprendizaje, pero todavía no hemos hablado del ente más importante en este complejo proceso del conocimiento: el alumno.

Nunca, al comenzar una clase les preguntamos a los alumnos: «¿Quién quiere aprender hoy?».

Porque si el alumno no atiende a las clases y explicaciones del maestro, no se concentra en las instrucciones, se distrae y, mientras el maestro desarrolla su exposición docente, habla, mastica chicle, come, lee una revista de raperos o escribe notas para pasárselas a otros alumnos, hojea un álbum de fotografías que discretamente le pasó alguien, dibuja en un papel, escucha ensimismado algo en su iPod, o envía mensajes de texto por su teléfono celular —escondido, por cierto—, todos nuestros esfuerzos serán inútiles.

El monarca en este reinado de procesos intelectuales es el ALUMNO y la corona, su CEREBRO; nosotros, los MAESTROS, somos sus súbditos y estamos en función de ellos.

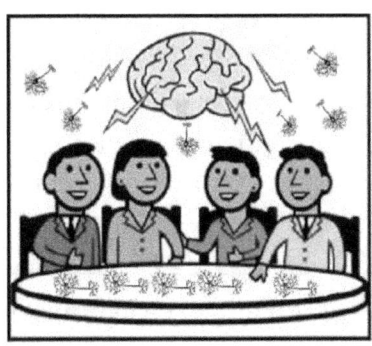

Si en un examen los alumnos no obtienen buenas calificaciones y queremos esforzarnos al máximo para darles un repaso con el fin de que aprueben el próximo examen, por mucho que trabajemos en los materiales a darles, en las transparencias para mostrárselas con contenido docente agradable o en presentaciones en Power Point preparadas meticulosamente de los temas que les vamos a explicar, si no apelamos a su voluntad, a sus motivaciones, a sus conciencias, estaremos arando en el mar.

Es imposible enseñarle a un objeto inanimado, y mucho menos si está confundido; de sujeto receptor de información pasa a ser un elemento disociador, ocasionando dos situaciones terribles para el proceso docente en el aula:

1.   Contagia a los alumnos que estaban tranquilos, pero que poseen algunas características receptoras afines a esta perjudicial actitud.

2.   Enrarece el clima del ambiente docente con elementos perturbadores que hacen difícil establecer una atmósfera propicia para el aprendizaje de aquellos alumnos que sí están interesados en aprender.

Durante las 24 horas del día el cerebro de los estudiantes está continuamente recibiendo una cantidad incontable de información procedente de sus órganos sensoriales: decenas de personas que tiene que identificar, de ruidos que le es necesario reconocer, de impresiones que tiene que clasificar. Todas estas sensaciones son trasladadas de manera consciente o inconsciente, después de ser filtradas por el sistema reticular activador y el tálamo hasta el hipocampo, donde reside su memoria temporal.

Algunas de estas miles de excitaciones son, por suerte, descartadas u olvidadas instantáneamente: el cierre de una puerta, la caída de un lápiz, etc.; otras son procesadas para decidir qué hacer con esta información:

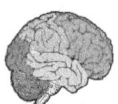

> 1. La utiliza en esos instantes y la olvida (memoria de corta duración o de trabajo).

Veamos un ejemplo. El maestro escribe en la pizarra el título de la tarea que el alumno tiene que realizar; supongamos que es «Minerales», y la página del libro donde se encuentra, «180».

El estudiante procesa la información recibida por sus órganos de los sentidos y la retiene en la memoria de corta duración mientras busca en el libro el título y la página. Una vez encontrada, ya no tiene interés en retener estos datos y los elimina de su memoria de corta duración.

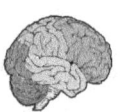

> 2. La mantiene para analizarla y procesarla, con el fin de llevarla a su memoria de larga duración.

¿Cuándo es que toma el estudiante esta decisión en su región pre-frontal?

- Cuando la información recibida la ha entendido perfectamente y le interesa. Por ejemplo: un tema que lo motiva y tiene relación con experiencias pasadas o si es consciente de que le es necesario para emplearlo en los exámenes que tiene programados.

- Cuando la información recibida viene cargada de emociones, por ejemplo, los sucesos del 11 de septiembre.
- Cuando la información recogida es de vital importancia para subsistir, como por ejemplo: una explicación sobre el tema de los huracanes, si vive en la Florida.
- Cuando se trata de algo novedoso, que lo sorprende por tener características diferentes y lo estimulan e inspiran a prestarle atención.

Con el objetivo de lograr una mejor comprensión práctica, simplificando el tema de la memoria, es útil conocer que el estudiante tiene tres tipos de memoria:

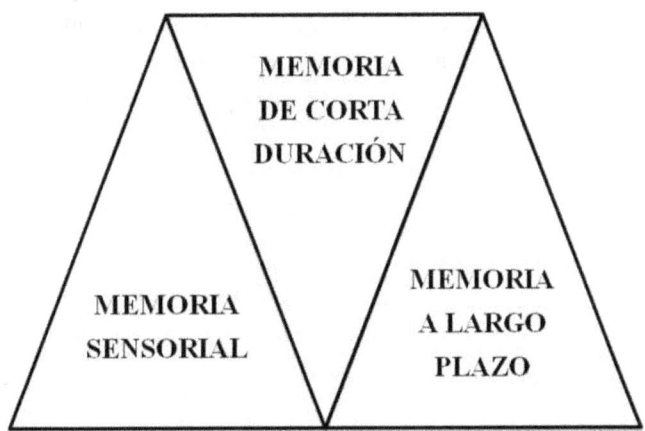

La MEMORIA SENSORIAL es la facultad que tiene un estudiante de reconocer las sensaciones recibidas a través de sus órganos de los sentidos y constituye la fase inicial del proceso del conocimiento por su cerebro. Esta memoria tiene una gran capacidad para procesar muchos datos a la vez, aunque durante un tiempo muy breve.

La MEMORIA DE CORTA DURACIÓN es temporal, reciente, inmediata. Es aquella mediante la cual un estudiante es capaz de retener una limitada cantidad de información por un breve período de tiempo.

La MEMORIA A LARGO PLAZO, permanente o remota es la capacidad ilimitada que tiene un estudiante de almacenar información durante un largo periodo de tiempo.

En resumen, la participación del estudiante en el proceso de su cerebro para adquirir conocimientos es fundamental; sin su cooperación el maestro no puede alcanzar los objetivos docentes, con su participación los obtiene todos.

Pero esta colaboración no se puede limitar exclusivamente al aula, tiene que extenderse a la casa, donde realizará el estudio de las notas de clase o el libro de texto.

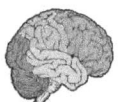

El estudio es la actividad que le pone colofón a la sucesión de eventos mentales que realiza un estudiante para aprender.

CAPÍTULO IV

Factores que intervienen en el proceso de transmisión y adquisición de conocimientos entre el maestro y el alumno

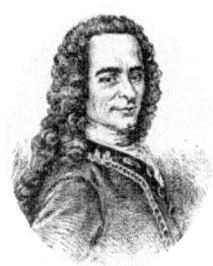

No tengo el arte de ser claro para el que no quiera estar atento.
FRANÇOIS MARIE AROUET, VOLTAIRE
(1694-1778)
Escritor y filósofo francés

Es evidente que existe por parte del equipo de dirección de la Junta Escolar y su Superintendente, una permanente preocupación por las estrategias que utilizan los maestros para enseñar a sus alumnos, siendo inclusive, objeto de despido o de ser puesto en probatoria si algún supervisor las considera deficientes. Pero hasta mi buen saber y entender, no tengo ningún conocimiento que exista igual inquietud y supervisión por los procedimientos empleados por los estudiantes para alcanzar un aprendizaje óptimo.

No sé si alguien ligeramente versado en la ciencia cognoscitiva sea capaz de negar la importancia que constituiría para los alumnos el que se diseñara, desde el punto de vista metodológico, la conducta a seguir para el procesamiento y estudio de la materia enseñada por el maestro para su aprendizaje y memorización, y que periódicamente se supervisara su ejecución y la repercusión que ha tenido en los resultados de las calificaciones obtenidas en las distintas asignaturas que cursa.

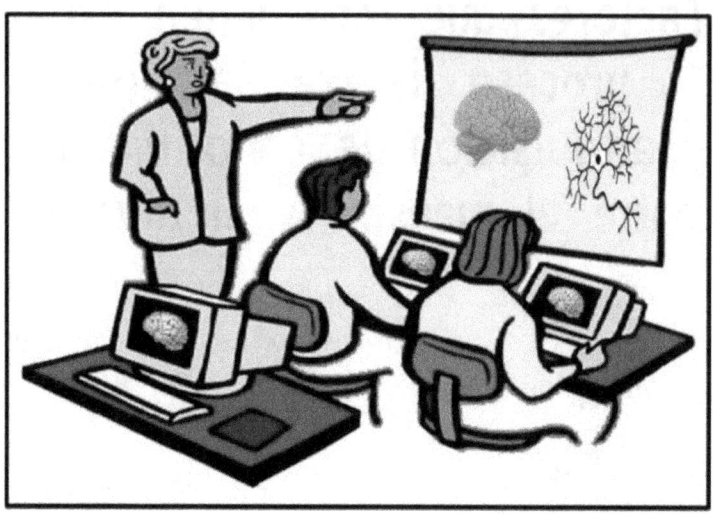

Creo que uno de los conceptos más injustos de las autoridades docentes y de los padres de los estudiantes es pensar que el maestro desempeña el papel fundamental en este trinomio —maestro, alumno y padres— y así mismo piensan que este es y debe continuar siendo el único ente activo en esta interrelación. Pero además, no parece preocuparles el desempeño pasivo y resignado de los alumnos y padres y no se formulan las siguientes interrogantes:

- ¿Tiene capacidad intelectual el estudiante para aprender?
- ¿Quiere realmente aprender?
- ¿Muestra motivación e interés por aprender?
- ¿Cuál es su actitud frente al proceso docente?
- ¿Son correctos sus métodos (hábitos y costumbres) de estudio, dentro y fuera del aula?
- ¿Duerme el tiempo suficiente para garantizar el procesamiento correcto de los conocimientos y su traslado a la memoria de larga duración?

- ¿Estudia en la casa y emplea una técnica correcta?
- ¿Repasa las materias estudiadas?
- ¿Se preocupan los padres de que sus hijos estudien en la casa?

Si un maestro no desea enseñar con este moderno criterio, no podemos denostarlo, ni siquiera tildarlo de equivocado, a mi juicio, es sencillamente merecedor de nuestra tolerancia.

¿Es que alguien les ha explicado a los maestros cuál método debe seguir para que sus estudiantes aprendan mejor y memoricen con más calidad?

Por otra parte, tampoco los estudiantes tienen conciencia del proceso de aprendizaje del cerebro y, durante su estancia en nuestra clase como entes pasivos, ponen a nuestra disposición sus órganos de los sentidos y cerebros sin percatarse del pecado por omisión que están cometiendo, o sea, lo hacen inconscientemente.

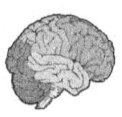

> El maestro inicia, en el cerebro de sus estudiantes, un trabajo docente en el aula, que el alumno tiene que terminarlo en su casa, estudiando.

Esta actitud no es correcta, ellos tienen que ser entes activos, de acción, con iniciativas y que reflexionen y razonen los temas que se les expliquen o estudien, conscientes de la importancia de su participación diligente en el proceso de aprendizaje cerebral.

El estudiante debe conocer hasta la saciedad que él aprende a través de su interrelación con el maestro, con sus órganos sensoriales y cerebro, y que, en la misma medida que él les imprima una orden de alerta y estos participen emocionados, su interés se despertará, su atención se incrementará. Pero es que además, la concentrará a plenitud exclusiva, como un colimador intelectual, hacia las prolijas, esclarecedoras y atractivas explicaciones del maestro, poniendo en condiciones de alerta máxima los mecanismos neuronales, transformando las dendritas de sus neuronas en prolongaciones sedientas y ávidas de información, para recibirlas, entenderlas, procesarlas y trasladarlas al hipocampo (SISTEMA LÍMBICO). Y más tarde, durante el estudio, el estado de vigilia o el sueño, conducirlas hasta su memoria de larga duración en la CORTEZA CEREBRAL.

No quisiera perder la oportunidad de ampliar en este capítulo en el que mencionamos los factores que intervienen en la adquisición de conocimientos por parte del alumno, el relacionado con la capacidad intelectual o más específicamente, su inteligencia, sin querer sumergirme en la clásica disputa sobre si su origen es hereditario, adquirido e influido por el ambiente o una combinación de estos factores.

Su capacidad de analizar y comprender las explicaciones del maestro o el tema que tiene que estudiar es un elemento importante a tener en cuenta en el proceso de aprendizaje maestro-alumno y, en sentido general, podemos referirnos a sus facultades intelectuales y a sus habilidades y destreza para aprender conocimientos o una actividad manual.

La inteligencia desempeña un papel muy importante en el proceso del conocimiento del cerebro. Es posible que el alumno capte a través de sus órganos de los sentidos determinada información, que su estado emocional funcione a plena capacidad, que muestre un interés elevado por el tema, que su atención sea fija y constante. Pero puede que su análisis sea erróneo o no comprenda el asunto que estudia, debido a que sus circuitos neuronales no procesan los conocimientos recibidos con calidad y eficacia, tal vez por causa de un factor genético hereditario.

Si el alumno es incapaz de procesar correctamente los estímulos informativos que el maestro le hace llegar a su cerebro a través de los órganos sensoriales, esto puede desencadenar una serie de actividades cerebrales irracionales e inconexas que le conducen indefectiblemente a errores de interpretación.

A continuación enumeramos una serie de componentes que a nuestro juicio intervienen en el proceso de adquisición de conocimientos en el transcurso de las actividades docentes que se establecen entre el maestro y sus alumnos.

Factores que intervienen en el proceso de adquisición de conocimientos entre el maestro y el alumno:

No.	Factores relacionados con el maestro	Factores relacionados con el alumno
1	Motivación por su carrera	Motivación por graduarse
2	Interés en enseñar	Interés en aprender
3	Personalidad	
4	Carácter	
5	Capacidad para garantizar un ambiente adecuado	Capacidad para mantener una conducta adecuada
6	Habilidad para controlar la disciplina de los alumnos	Comportamiento apropiado
7	Conocimientos sobre la materia que enseña	Conocimientos anteriores sobre la materia
8	Dominio de las técnicas para impartir clases	Atención a las explicaciones
9	Claridad de la información transmitida	Horas de sueño diarias
10	Cantidad de la información transferida	Capacidad intelectual para aprender
11	Preocupación por su superación personal	Dominio de las técnicas para estudiar un tema
12	Relaciones con los padres de sus alumnos	Padres preocupados por el estudio de sus hijos

Capítulo V

Cómo se procesan en las neuronas los conocimientos que el estudiante adquiere

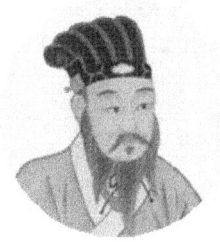

*Estudiar sin pensar es tan inútil
como pensar sin estudiar..*
CONFUCIO
*(551 A.C.-478 A.C.)
Filósofo chino*

Cuando los ÓRGANOS DE LOS SENTIDOS (ver Figura V-1) del alumno reciben un ESTÍMULO INFORMATIVO (ver Figura V-2, [1]) del maestro, ya sea auditivo —la voz— o visual —cualquier imagen, ya sea un objeto, una foto, la proyección de una transparencia o un vídeo, o una presentación realizada en Power Point—, este se traslada hasta las DENDRITAS DE LAS NEURONAS [2] y se convierte en un IMPULSO ELÉCTRICO [3], que pasa al CUERPO CELULAR [4] y de ahí al AXÓN [5], provocando un potencial eléctrico.

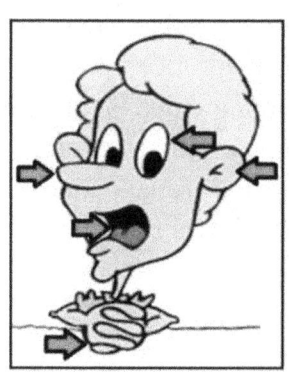

Figura V-1. Representación de los cinco sentidos: vista, oído, olfato, gusto y tacto.

Es decir, el axón, que actúa como un cable de electricidad, cambia sus cargas de positivas a negativas, en una reacción en cadena que va avanzando a lo largo de este a una velocidad de 100 metros por segundos, hasta llegar a su extremo distal, los BOTONES O PIES AXÓNICOS [6].

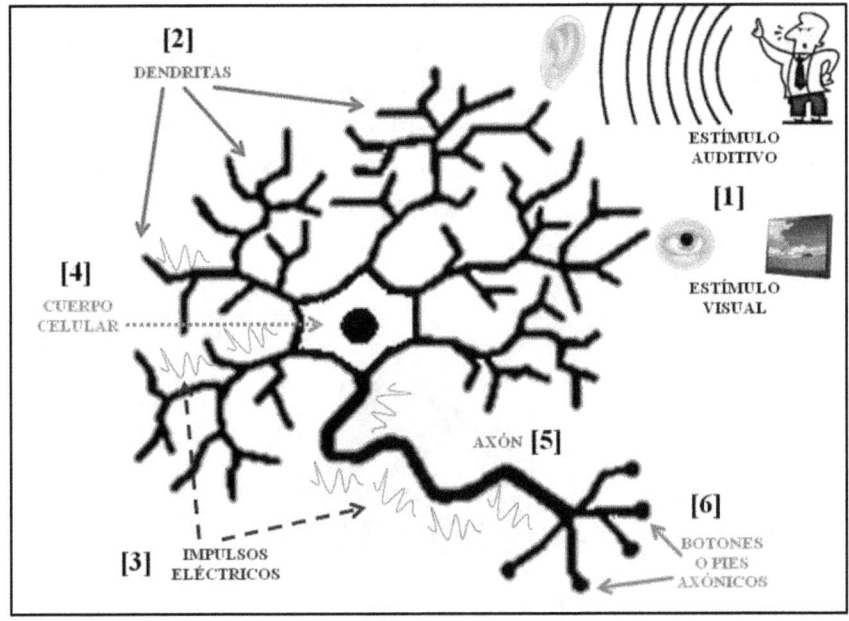

Figura V-2. Neurona.

En los botones axónicos existen unas bolsitas llamadas VESÍCU-LAS SINÁPTICAS [7] (Ver Figura V-3), que contienen unas diez mil moléculas de una sustancia química transmisora a la cual se le denomina NEUROTRANSMISOR DE GLUTAMATO [8]. Cuando el estímulo eléctrico llega a la membrana distal del botón axónico se abren los CANALES DE CALCIO [9], dejando penetrar los iones de calcio en la terminación del axón, se lleva a cabo entonces una reacción química que estimula las vesículas sinápticas a trasladarse y adosarse a la membrana celular [10] y, por EXOCITOSIS,[2] expelen los neurotransmisores de glutamato en el espacio o hendidura sináptica que existe entre el botón axónico de la neurona pre sináptica y la dendrita de la neurona post sináptica. Atraviesan el espacio sináptico hasta alcanzar las dendritas de la próxima neurona, en la cual existen: RECEPTORES DE LOS NEUROTRANSMISORES [11], a los cuales se acoplan haciendo que se abran sus canales por donde penetran los IONES DE SODIO [12] que se encuentran en el espacio sináptico, y de nuevo convierten la información química en ELÉCTRICA [13] e inician de nuevo el ciclo creando un potencial eléctrico en las dendritas de las próximas neuronas.

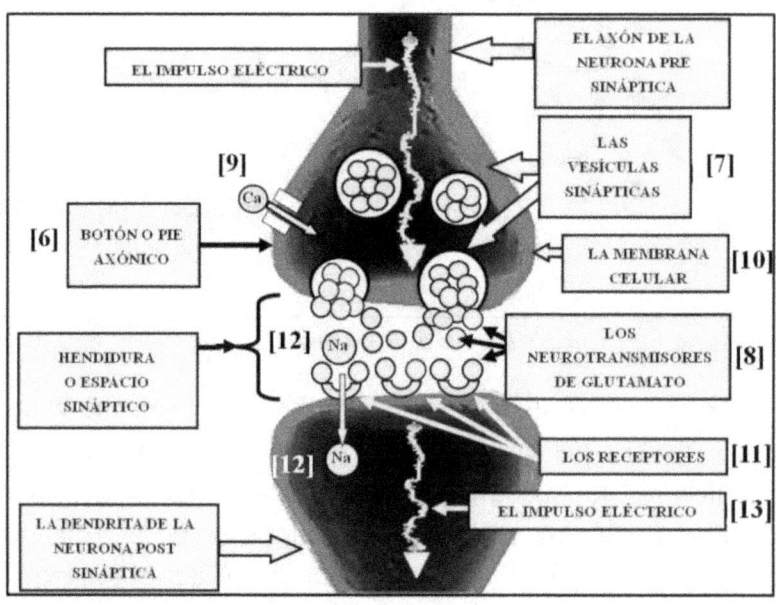

Figura V-3. Sinapsis.

---

[2] La exocitosis es el proceso de transporte activo por el cual las células expulsan las macromoléculas de su citoplasma, transportándolas mediante vesículas hacia el medio externo y liberándolas mediante la deformación temporal de la membrana plasmática. *(N. del E.)*

Esquema de cómo procesa el cerebro del estudiante la información que le llega a través de sus órganos de los sentidos:

En el procesamiento por parte del cerebro del estudiante de la información que le llega a través de sus órganos de los sentidos:
- La EMOCIÓN y MOTIVACIÓN incrementan la ATENCIÓN.
- La ATENCIÓN predispone a una ÓPTIMA RECEPCIÓN SENSORIAL de los estímulos físicos docentes.

Los estímulos sensoriales físicos informativos del maestro o del estudio —visuales, auditivos y táctiles— excitan los RECEPTORES DE LOS ÓRGANOS DE LOS SENTIDOS.

Las excitaciones son transportadas en forma de impulsos nerviosos hasta el SISTEMA RETICULAR ACTIVADOR ASCENDENTE, en el tallo cerebral, que las filtra y envía al TÁLAMO.

El tálamo los identifica, clasifica, selecciona y envía a las distintas ÁREAS DE ASOCIACIÓN DEL CEREBRO de acuerdo con la característica del estímulo, en donde se mezclan con las ya existentes y se perciben.

De las áreas de asociación son enviadas de nuevo al HIPOCAMPO, donde se mantienen hasta decidir qué hacer con ellas: olvidarlas o enviarlas a la memoria de larga duración en distintos lugares de la CORTEZA CEREBRAL.

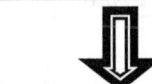

CONOCIMIENTO APRENDIDO

Esquema de cómo se procesan en las neuronas los conocimientos que el estudiante adquiere:

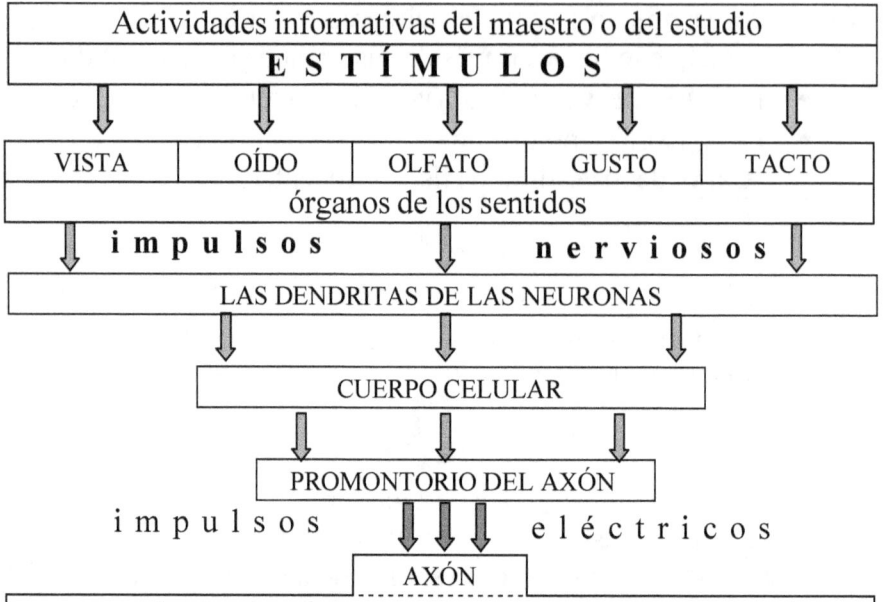

Actividades informativas del maestro o del estudio
E S T Í M U L O S

VISTA	OÍDO	OLFATO	GUSTO	TACTO
órganos de los sentidos

i m p u l s o s   **n e r v i o s o s**

LAS DENDRITAS DE LAS NEURONAS

CUERPO CELULAR

PROMONTORIO DEL AXÓN

i m p u l s o s   **e l é c t r i c o s**

AXÓN

hasta el AXÓN   TERMINAL   o BOTONES DEL AXÓN

*donde estimula su **membrana celular**, la cual abre sus **canales de calcio**, permitiendo que penetren los **iones de calcio**, los cuales llevan a cabo una reacción química que estimula a*

LAS VESÍCULAS SINÁPTICAS

*a aproximarse a la membrana distal del **botón axónico**, liberando los **neurotransmisores de glutamato** en el espacio sináptico por **exocitosis**.*

*Los **neurotransmisores** atraviesan el **espacio sináptico** y se adosan a los receptores de las dendritas de la **neurona post sináptica***

*Los receptores abren sus canales y penetran los **iones de sodio**, que estimulan eléctricamente a la **neurona post sináptica**, pasándole la información*

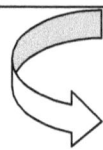

Y así se repite de nuevo el mismo ciclo, de neurona en neurona, estableciéndose circuitos de neuronas.

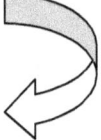

CAPÍTULO VI

El conocimiento

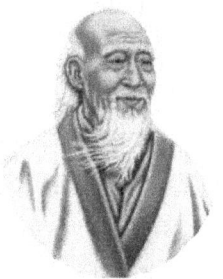

Si das pescado a un hombre hambriento, lo nutres durante una jornada. Si le enseñas a pescar, le nutrirás toda la vida.

LAO TSÉ
(604 A.C.-531 A.C.)
Filósofo y poeta chino

Parafraseando a Lao Tsé: «Si le suministras una información a un estudiante, lo nutres durante una jornada. Si le enseñas a estudiar, le nutrirás toda la vida».

Este capítulo es posible que por sus particularidades, no motive a su lectura, y por su contenido, sea denso, haciendo ardua su comprensión, pero por su jerarquía es primordial para que los educadores tengan una visión cabal de su trabajo. Permítaseme apelar a la buena voluntad de los maestros y espero contar con su generosidad y perseverancia, para que este «sacrificio» se revierta en una obtención de mejores resultados producto de sus actividades docentes.

El conocimiento transmitido en el proceso docente necesariamente tiene que tener un FUNDAMENTO CIENTÍFICO que debe ser conocido y dominado por los maestros, para utilizarlo de forma racional en sus actividades cotidianas con el fin de optimizar sus quehaceres educativos y obtener resultados más satisfactorios en sus objetivos finales: instruir y educar a sus alumnos para que sean hombres cultos, capacitados y productivos a la sociedad.

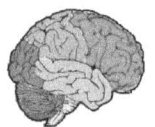 Empleamos el concepto de INSTRUIR, como la actividad dedicada a proporcionar conocimientos y educar como una diligencia más compleja encaminada a desarrollar o perfeccionar las facultades intelectuales y morales del estudiante.

El conocimiento es un proceso, una secuencia de actividades, pero no anárquicas ni pragmáticas, muy por el contrario, ordenadas de forma tal, que nos provean de un ARSENAL COGNITIVO para acometer la fundamental tarea con que la sociedad ha responsabilizado al maestro: *educar e instruir a las futuras generaciones de nuestro país.*

De acuerdo a la calidad con que el maestro cumpla esta trascendental responsabilidad dependerá el porvenir de nuestra patria. De la preparación del terreno cerebral de sus alumnos, de las semillas gnoseológicas sembradas, y del fertilizante intelectual utilizado por el maestro, dependerán los árboles y frutos que adornarán los campos asfaltados y edificados de nuestras ciudades.

El conocimiento docente que apliquemos en nuestras actividades diarias, tiene que tener una secuencia y metodología cabal, que el maestro debe cumplimentar para culminar con éxito su tarea.

En estos momentos se hace ineludible que abordemos algunas interrogantes importantes.

- ¿Qué es el conocimiento?
- ¿Cómo se lleva a cabo el proceso del conocimiento?
- ¿Cuáles son las etapas que deben seguirse?
- ¿Sobre qué elementos se apoya?

Y al responder, expondré las nociones de forma tal que contenga un procedimiento a seguir que dé unidad y estructura al proceso del conocimiento del maestro-estudiante y que contemple las siguientes premisas:

1. Un contenido coherente y una estructura lógica. No escribiré ni una sola línea que no entienda o que tenga duda de su significado o que piense que será difícil de comprender por maestros no habituados a lecturas con estas características.

2. Un enunciado con principios teóricos que expresen las particularidades más generales del conocimiento.

3. La descripción estará provista de una influencia interna que recoge más de cuarenta años de experiencia docente, así como también de una externa en consonancia con los más recientes avances científicos alcanzados en este aspecto de la docencia.

4. También de una influencia externa en consonancia con los más recientes avances científicos alcanzados en este aspecto de la docencia.

5. Ser un reflejo fiel de los elementos básicos para abordar y solucionar los problemas confrontados en este campo.

6. Los criterios teóricos que expondré, jamás se opondrán a la admisión de nuevos aspectos, por lo cual su estabilidad será relativa, abierta a nuevos conocimientos. Además, mostraré una actitud positiva para incorporarlos, ya que todo criterio estará siempre sujeto a modificación y actualización.

Para responder la primera pregunta ¿qué es el conocimiento?, podemos decir que es un conjunto de informaciones adquiridas por el alumno y almacenadas en su cerebro, en calidad de memoria de larga duración, por medio del estudio, de la transmisión de sus maestros o recibidas durante su experiencia cotidiana.

Las fases por las que transita el conocimiento son:

PRIMERA FASE: el conocimiento surge de la vida diaria, de *la actividad práctica* de los individuos: los fenómenos naturales, los acontecimientos sociales, los sucesos políticos, las circunstancias económicas y los eventos culturales; todos ellos se observan,[3] y es en esta fase inicial del conocimiento durante la cual surgen estímulos con una determinada información.

SEGUNDA FASE: esta información (estímulos) se traslada al cerebro donde por las neuronas y sus propiedades electro-químicas la procesan, haciendo sinapsis y estableciendo circuitos.

TERCERA FASE: con esta información instalada en las neuronas, el cerebro utiliza todos sus recursos almacenados y conforma un pensamiento que hace abstracción (concentración del pensamiento en esta información prescindiendo de la realidad exterior), llegando a una conclusión (concepto) sobre: un fenómeno natural, un acontecimiento social, un suceso político, una circunstancia económica o un evento cultural, que almacena en su memoria de larga duración, siendo esta última característica un requisito indispensable para considerarlo un conocimiento aprendido.

CUARTA FASE: de su memoria duradera el conocimiento es llevado a la vida diaria: a un examen final, una prueba periódica, una conferencia, una maquinaria, una teoría científica, al mundo en que vivimos, a la práctica y en el caso del maestro, a las actividades docentes cotidianas.

QUINTA FASE: el alumno tiene que trabajar y procesar los conocimientos trasmitidos por el maestro de manera personal activa (en la práctica o actividad docente en el aula o mediante el estudio en su casa), empleando sus órganos de los sentidos y su cerebro.

Debemos insistir en que el conocimiento del estudiante se materializa mediante LA ACTIVIDAD. Todos los estudiosos de esta materia coinciden en que el conocimiento es siempre activo, dinámico, laborioso. No existe un maestro que enseñe si no se empeña y tiene aptitudes para ello, ni un alumno que aprenda si no quiere hacerlo, si no tiene capacidad, si no muestra interés en

---

[3] Recordemos que la observación científica es la recolección de datos por medio de nuestros órganos de los sentidos. *(N. del A.)*

adquirir conocimientos o si no lleva a cabo las etapas necesarias para procesarlo con su cerebro. A los alumnos pasivos, que no llevan lápiz ni libreta, que no prestan atención en el aula, que no muestran ningún interés en la explicación del maestro y que no se enfrascan en las tareas de la clase, nos es muy difícil informarles.

El recorrido y el contenido del conocimiento del maestro al alumno se muestra en la siguiente imagen.

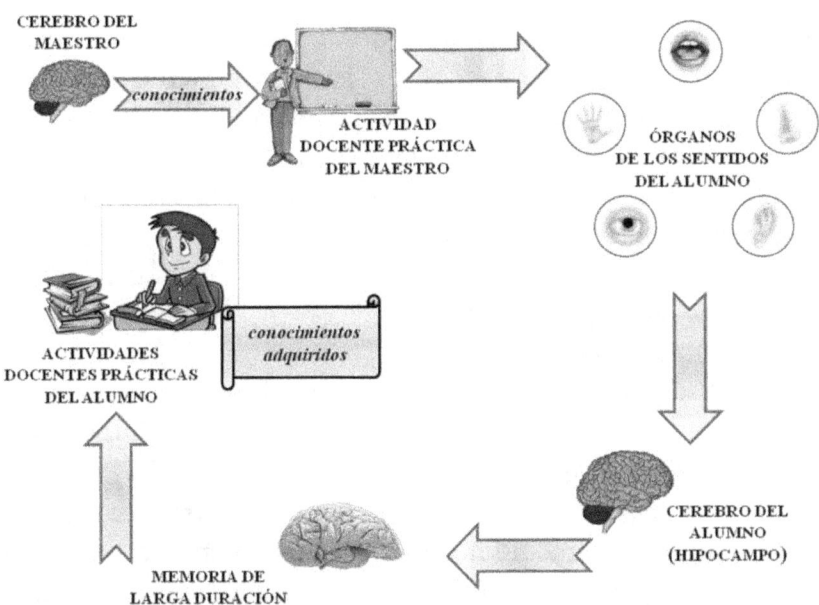

Figura VI-1. Etapas por las que transita el conocimiento.

Un alumno que asista a un juego de pelota, que permanezca sentado durante el tiempo que dure el mismo, no aplauda las jugadas emocionantes, no se pare a gritar cuando el árbitro lleve a cabo una mala decisión que perjudique a su equipo es un espectador pasivo. Lo más probable es que cuando se termine el juego recuerde muy pocas jugadas, no se acordará el nombre de los jugadores participantes, ni las carreras que se anotaron y tal vez ni el resultado final. Y al cabo de unos días o semanas, no existirá en su sistema límbico ni señales de este juego.

Igual le sucede al alumno que asiste al aula, permanece sentado en su pupitre durante el tiempo que se realiza una actividad docente sin prestarle atención a las explicaciones del maestro, no toma notas de clase, no levanta la mano cuando el maestro formula preguntas a la clase, no realiza las tareas asignadas, no estudia en su casa; a este también lo podemos clasificar como un espectador pasivo. Al terminar la clase no va a recordar absolutamente nada sobre el tema tratado. Y con el transcurso de los días o semanas no albergará en su sistema límbico o corteza cerebral ninguna impresión sobre esta actividad.

El acto de aprender en el aula debe ser voluntario, tiene que existir en el alumno la voluntad de aprender. El conocer es una operación mental *deliberada, intencional, consciente*. El único conocimiento asequible al alumno es el que con su decisión, interés, tenacidad y perseverancia pueda obtener, materializar y conducir a su memoria duradera.

Para el filósofo griego Platón, el conocimiento era anhelo de conocer, deseo, pero el filósofo español Leonardo Polo enfatizó que el anhelo de conocer no es el acto de conocer. En Platón hay un afán de conocer la verdad y de contemplación ideal, pero en realidad, el conocimiento no es un ansia sino un evento, una acción. Anhelar saber es una cosa excelente, pero conocer consiste en ejecutar y concretar ese anhelo.

El alumno, para aprender, además de tener el deseo o el anhelo de aprender tiene que realizar actividades físicas (escribir) y mentales (estudiar) encaminadas a la consecución de este fin.

El conocimiento es un sistema de acciones que explica las relaciones e interacciones del alumno (el sujeto) y las materias que tiene que aprender (el objeto). Se fundamenta en el dominio del concepto «conocimiento» que es la acción y efecto de conocer. Y CONOCER es tener noción, por el ejercicio de las facultades intelectuales, de la naturaleza, conciencia y acceso a las cosas almacenadas en la memoria duradera, de manera estable y permanente, así como la habilidad para relacionarlas, recuperarlas y ponerlas en práctica.

Ya hemos visto que el conocimiento se materializa mediante la actividad. Este saber transita por las etapas del pensamiento concreto-sensible, es decir, la FASE SENSORIAL (órganos de los sentidos) constituida por la *sensación* y la *percepción*, representación del pensamiento concreto-racional, lógico y coherente, en el cerebro. Por último, se apoya en la teoría del reflejo, que permite el paso de los aspectos objetivos externos a través de los órganos de los sentidos, a la actividad mental interna en el cerebro.

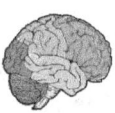

> El reflejo docente es un estímulo en el sistema nervioso de los órganos de los sentidos del alumno, de la realidad del mundo exterior producido por el maestro mediante su actividad didáctica.

Para llevar un conocimiento abstracto a la mente de un alumno, el maestro tiene que hacerlo de la manera más objetiva y real posible, utilizando sus facultades descriptivas, valiéndose de medios audio-visuales idóneos y estimulando tanto la imaginación como la creatividad del estudiante.

En el aula el alumno tiene dos formas de adquirir los conocimientos, una, mediante la observación directa del tema que el maestro está explicando: CONOCIMIENTO INMEDIATO evidente y la otra, la indirecta, en la que a medida que el maestro va describiendo lo que no existe físicamente en el aula, el alumno tiene que auxiliarse de dos ayudantes o amigos:

• su *imaginación*, es decir, representar en su mente los conceptos emitidos, su fantasía o la facultad de su pensamiento de reproducir en imágenes determinada situación, evento u objeto.

- su *almacén de conocimientos afines*, localizado en su memoria de larga duración.

Esta actividad de adquirir conocimientos pertenece al pensamiento abstracto, inmaterial, sin tener presente al objeto material de estudio, y es el más difícil de enseñar por el maestro y de elaborar y comprender por el alumno.

En el proceso que tiene lugar en el alumno para adquirir un conocimiento, usted, maestro, no puede ignorar:

- el medio ambiente que los rodea
- los órganos de los sentidos capaces de captar (percibir) lo que sucede en el mundo en que vivimos
- la facultad que poseen los órganos de los sentidos de transmitirle al cerebro esta información
- la propiedad del cerebro, mediante sus neuronas, de procesar y crear circuitos con esa información
- la cualidad del cerebro de utilizar esos circuitos con información, vincularlos a conocimientos anteriores (pensamiento concreto-abstracto) y crear nuevos conceptos (conocimientos), así como albergarlos también en la memoria de larga duración.

Tanto el maestro como el alumno adquieren conocimientos, porque:

- existen en el mundo en que vivimos
- son capaces de captarlos con sus órganos de los sentidos
- tienen la propiedad de procesarlos en el cerebro: identificarlos y entenderlos, creándoles circuitos con sus neuronas
- les es posible combinarlos con los afines ya existentes en sus memorias permanentes
- con ese conjunto de estructuras (pensamiento), pueden abstraerse y elaborar un nuevo conocimiento creando nuevas conexiones de sus neuronas

- y finalmente, almacenarlos en la memoria estable y duradera en la corteza cerebral, para así poder conservarlos, recuperarlos y recordarlos, a fin de utilizarlos cuando les sea necesario.

En resumen, el cerebro del alumno, para adquirir conocimientos, comienza con la contemplación activa de la actividad docente del maestro o el estudio a través de sus órganos de los sentidos, y por este motivo se le denomina FASE SENSORIAL.

Esta contemplación comprende las etapas que a continuación detallaremos con un ejemplo en el cual el maestro, en una clase de biología, les enseña a sus alumnos un esqueleto humano:

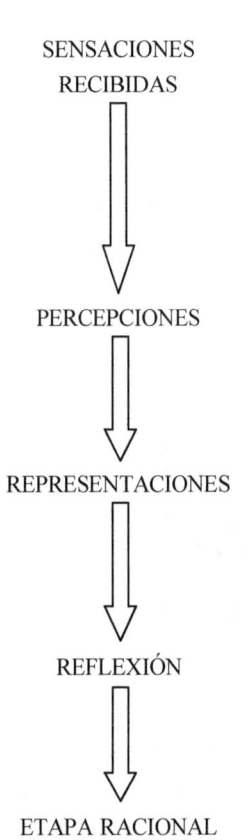

SENSACIONES RECIBIDAS	Los rayos luminosos, al chocar con el esqueleto, se reflejan y, al llegar al sentido de la vista del alumno, lo excita y llega hasta el lóbulo occipital del cerebro, causando una impresión luminosa.
PERCEPCIONES	El cerebro, al recibir la impresión luminosa, conforma una imagen no bien precisada todavía.
REPRESENTACIONES	Con la información percibida, el cerebro la procesa y elabora la representación en la mente, una imagen que sustituye a la realidad.
REFLEXIÓN	Tiene que llevarla a cabo con la información obtenida, mediante la contemplación activa.
ETAPA RACIONAL	El cerebro entonces elabora un pensamiento abstracto, que es propiedad del alumno.

CAPÍTULO VII

La ley general de la enseñanza cerebral

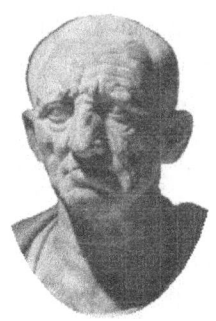

*Amargas son las raíces del estudio,
pero los frutos son dulces.*
MARCO PORCIO CATÓN, «EL VIEJO»
(234 A.C.-149 A.C.)
Político, escritor y militar romano

Una ley, en el sistema educacional, es una norma de la enseñanza, aceptada, previa elaboración y debate, por una mayoría de sus miembros.

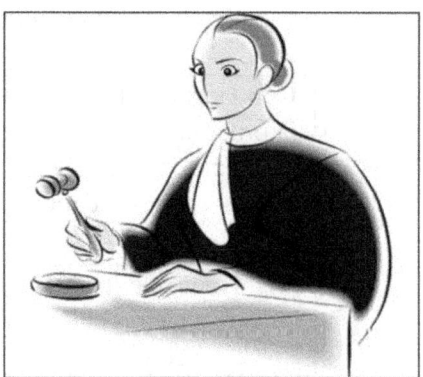

Los niveles superiores de dirección dictan la ley, la cual es de estricto cumplimiento para todo el personal cuyo trabajo esté relacionado con su contenido: maestros, técnicos, especialistas, etc., debido a que, de la observancia de sus directrices, dependerá que la educación no se transforme en un desorden.

El conocimiento de esta ley no implica que los encargados de ejecutarla estén capacitados para ponerla en práctica, pero es imprescindible que tengan un noción profunda de los mecanismos utilizados por el cerebro de los estudiantes para aprender y poderla aplicar con éxito en las aulas.

Teniendo como fundamento esta ley general, he delineado los principios o conceptos más importantes que sirven de guía creadora intelectual para enseñar apoyado en este innovador método, así como las reglas educacionales con indicaciones precisas y específicas a aplicar en la actividad docente de la clase.

La LEY DE LA ENSEÑANZA CEREBRAL sirve para señalar los derroteros a seguir por el personal que dirija un sistema escolar y sus asesores, para confeccionar su contenido científico y delinear su futura planificación, así como para determinar cuáles son los elementos principales a considerar en la superación del personal docente.

Teniendo en cuenta los aspectos señalados y los avances obtenidos en los estudios científicos del cerebro y su comportamiento con los conocimientos que recibe, propongo la siguiente ley para que impere en las páginas de este libro.

LEY GENERAL DE LA ENSEÑANZA CEREBRAL
Todas las normas y procedimientos que se elaboren para aplicarse en la actividad docente del maestro, con el fin de transmitirles conocimientos a sus estudiantes o que el alumno emplee durante sus funciones en el aula o mientras estudia con los libros de texto, tienen que basarse, ineludiblemente, en los mecanismos fisiológicos y anatómicos utilizados por sus órganos de los sentidos para captarlos y, en las etapas que tienen lugar en el cerebro, recibirlos, procesarlos y almacenarlos en su memoria de larga duración, con vistas a recuperarlos y utilizarlos en un futuro, cuando el estudiante estime necesario.

CAPÍTULO VIII

La teoría de la enseñanza cerebral

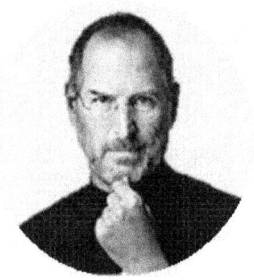

Pensamos básicamente en que miras la televisión para apagar tu cerebro, y trabajas en la computadora cuando quieres encenderlo.
STEVE JOBS
(1955-2011)
Co-fundador de Apple Computer

Permítame primeramente parafrasear a Steve Jobs y decirle: recurre a la televisión para apagar tu cerebro y a un libro para encenderlo.

Como yo no estoy facultado ni autorizado para establecer una ley de obligatorio cumplimiento me dispongo a formular UNA TEORÍA, término que proviene del griego θεωρία (observar), que es una proposición que se toma como base para exponer y promover un razonamiento fundamentado en observaciones y cuya función, en el caso que nos ocupa, es exponer de qué manera suponemos que se lleva a cabo el proceso de adquisición de conocimientos transmitidos por el maestro, en los cerebros de sus alumnos.

Esta teoría adquiere características científicas al estar avalada por un conglomerado de experimentos llevados a cabo por connotados neurofisiólogos.

Basados en una teoría, es posible establecer principios y técnicas a cumplimentar para ponerla en práctica, elementos que pondremos a su consideración más adelante.

El objetivo de enseñar de acuerdo a la manera en que el cerebro procesa la información es que el alumno aprenda, *de manera fisiológica*, con más facilidad y calidad, la materia que tiene que aprender y que está contenida en los libros de texto o le es transmitida por el maestro.

El propósito de su labor como maestro está en las obras científicas o literarias y en su actividad docente. En estas, o tal vez en otros lugares, se encuentran las entrañas del conocimiento que usted debe trasladar, de la manera más efectiva, hasta los órganos de los sentidos del alumno.

Por este motivo, de una manera práctica, podemos dividir el conocimiento en OBJETIVO y SUBJETIVO.

El conocimiento objetivo es el que existe fuera del alumno, en su entorno, y el subjetivo es aquel que elabora en su cerebro. El estudiante tiene que formarse una idea real, verdadera, del material o conocimiento objetivo que necesita aprender. Si el maestro o el estudiante, o ambos, no son capaces de transportar el asunto externo con el cual se deben instruir, de la manera más correcta, los conocimientos que uno y otro adquieren son nulos o confusos, se alejan del conocimiento objetivo y, mientras más información adquieran (conocimiento subjetivo) más desorganizadamente las almacenarán.

El conocimiento subjetivo tiene que tener una absoluta y real correspondencia con el objetivo, y para que el cerebro del estudiante lleve a cabo este proceso con extraordinaria perfección, se requiere que ambos (maestro y alumno) se suscriban a determinadas reglas docentes que se fundamentan en principios anatómicos y fisiológicos del cerebro.

El conocimiento que el cerebro adquiere debe ser transmitido por vías anátomo-fisiológicas, eléctricas y químicas, que están bien definidas y establecidas, siendo requisito indispensable hacerlo transitar de la manera más hábil e inteligente, para que la carga intelectual que se transporta, transite con calidad y destreza, impregnada de un esplendor por excelencia, incólume.

Y he aquí la necesidad de establecer un conjunto de normas a fin de que los maestros las sigan, para enseñar acorde a la forma en que el cerebro adquiere conocimientos, ya que el objetivo primordial del maestro es ubicar el conocimiento en el lugar adecuado del cerebro de sus estudiantes con la mayor destreza, comprensión y eficacia, para que se procese y recupere cuando le sea necesario.

La adquisición de conocimientos intelectuales por parte de los estudiantes no es una actividad involuntaria, esta requiere de un trabajo consciente, dedicado y riguroso.

De aquí surge mi:

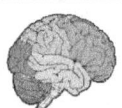 TEORÍA DE LA ENSEÑANZA CEREBRAL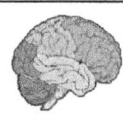

Se fundamenta este método de enseñanza en los mecanismos de funcionamiento del cerebro para adquirir conocimientos y en el conjunto de principios y reglas en que se sustenta.

Esta teoría nos señala el camino más razonable para enseñar al alumno, de forma tal que adquiera los conocimientos a través de sus órganos de los sentidos de manera óptima, consciente o inconsciente, y procese estos estímulos de forma impecable, mediante los dispositivos operacionales: fisiológicos, anatómicos, eléctricos y químicos de su cerebro, perfectamente conocidos y excelentemente utilizados por el maestro.

El cerebro es el órgano principal para nuestra vida intelectual con que la naturaleza nos ha dotado y mediante el cual adquirimos los conocimientos necesarios para desenvolvernos en nuestra vida cotidiana. Su actividad puede perfeccionarse mediante pautas basadas en su funcionamiento durante la labor docente y teniendo en cuenta la experiencia de los maestros.

Los principios y las reglas que he establecido deben emplearse durante las labores docente-educativas del maestro y de sus alumnos, y ellas se adaptan a la forma en que el cerebro recibe y procesa la información, así como a los mecanismos neuronales que tienen lugar en dicho órgano.

Los criterios establecidos señalan las diligencias que deben seguir el maestro y el alumno para adecuar la adquisición de conocimientos acorde con el modo que la materia encefálica tiene de encauzar los estímulos intelectuales recibidos, y los principios, que más tarde enumeraremos, determinarán las razones anatomo-fisiológicas que rigen este proceso.

Dentro de las definiciones del vocablo «arte» está, el conjunto de técnicas que deben cumplimentarse por una persona que quiere llevar a cabo una acción de la mejor manera posible. Por este motivo, para ayudar al maestro a desempeñar adecuadamente su tarea docente, he establecido un conjunto de medidas para que realice esta faena acorde a cómo realmente el cerebro aprende. Este grupo de pautas sirve para proyectar el camino correcto a seguir por el conocimiento.

El estudiante para aprender, no utiliza solamente sus órganos de los sentidos y cerebro, también posee otras capacidades que igualmente intervienen en este proceso, como son los sentimientos, el estado de ánimo, la voluntad y la motivación que, por su valor, no deben ignorarse ni menospreciarse.

Otro elemento importante que interviene en el proceso del conocimiento, independientemente de los órganos de los sentidos, es el *interés* que el alumno muestre por la materia que tiene que aprender, por la actividad docente que tiene que realizar y la *curiosidad* que las características del tema le provoquen.

Veamos un ejemplo. Un maestro de Biología está explicando las enfermedades infecciosas. Habla del sarampión, sus causas, los síntomas, las complicaciones; algunos alumnos no prestan atención, otros lo hacen esporádicamente, pero uno en particular fija todo su intelecto, hace preguntas, presta el máximo de interés a las explicaciones del maestro. ¿Por qué? Porque tiene un hermanito que está ingresado en el hospital debido a que padece dicha enfermedad.

Otro componente distinto, pero importante a tener en cuenta es la *inteligencia* del alumno, su capacidad de analizar y comprender la explicación del maestro o el capítulo de un libro a estudiar. La inteligencia desempeña un papel fundamental en el proceso del conocimiento. Es posible que un alumno con merma en su entendimiento, capte a través de sus órganos de los sentidos determinada información, su imaginación funciona a plena capacidad, muestra una disposición importante por el tema, pero su análisis es erróneo o no comprende el asunto que estudia. Por supuesto que en este caso, su cerebro no procesará adecuadamente la información y será incapaz de almacenarla.

Los principios generales de la teoría de la enseñanza cerebral

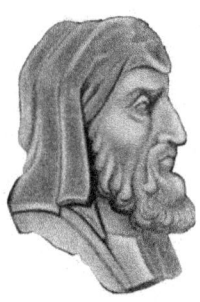

El cerebro no es un vaso por llenar,
sino una lámpara por encender.
PLUTARCO
(46-120)
Historiador, biógrafo y ensayista
griego

Yo agregaría al pensamiento de Plutarco que además el cerebro es un circuito por establecer y conectar.

Con la elaboración de estos principios, hemos querido señalar un conjunto de preceptos generales que destacan los conceptos más importantes sobre la TEORÍA DE LA ENSEÑANZA CEREBRAL, que permiten al maestro desarrollar su pensamiento científico de una manera razonable a la hora de planificar sus actividades, con el fin de enseñar de acuerdo a cómo el cerebro del estudiante procesa la información que le es transmitida en el aula.

Estos principios señalan los fundamentos a seguir para llevar a cabo las actividades que el maestro programe para sus alumnos con el objetivo de adecuar la adquisición de conocimientos a la forma en que el cerebro encauza los estímulos intelectuales recibidos y rotular las premisas que determinan las razones anatomo-fisiológicas que gobiernan este proceso.

Este grupo de principios sirve para establecer y delinear el camino correcto que el conocimiento debe transitar en su labor docente cotidiana.

Principio #1
La educación, escultora de la personalidad del alumno

Cuando en el aula y en el hogar, maestros y padres, les traspasamos conocimientos a los estudiantes y los formamos mediante normas y procedimientos de moral, cortesía y urbanidad, estamos regulando y conformando sus caracteres, personalidades y patrones de conducta, a través de un trabajo de educación e instrucción meticuloso en las neuronas de sus cerebros. Y esta influencia positiva en sus naturalezas, sin duda redundará en una actitud más provechosa hacia el estudio.

Principio #2
La teoría de la enseñanza cerebral

La didáctica o área de la pedagogía que se ocupa de las técnicas y métodos de la enseñanza se fundamenta, principalmente, en los órganos de los sentidos y el cerebro del alumno.

Un maestro no puede enseñar científicamente si no tiene pleno conocimiento de los elementos básicos de cómo el cerebro capta y procesa la información que él les transmite a sus estudiantes.

Para que una clase tenga valor educativo e intelectual tiene que apoyarse en el más estricto conocimiento, por parte del maestro, de los mecanismos anatómicos y fisiológicos que tiene el cerebro para elaborar los conocimientos recibidos.

Principio #3
La práctica, madre del conocimiento

Es durante su ejercicio docente cotidiano que el maestro tiene la oportunidad de obtener conclusiones sobre la efectividad de sus procedimientos educacionales, es decir, de acuerdo con la repercusión que han tenido sobre los órganos de los sentidos y el cerebro de sus alumnos, los conocimientos que ha impartido en el aula.

Es en la tarea práctica en el aula donde se comprueba la eficacia de la labor docente que está empleando y como madre al fin, si es de utilidad, da nacimiento a nuevos conocimientos con los que se enriquece el cerebro de sus estudiantes.

Principio #4
Los órganos de los sentidos: su aliado principal
¿Cómo se trasladan los estímulos informativos físicos del maestro al cerebro del estudiante?

La puerta de entrada de los conocimientos transmitidos por el maestro son los órganos de los sentidos de sus alumnos. Usted debe tener presente que los órganos de los sentidos de sus estudiantes, utilizando sus receptores, son los que realmente captan aquello que usted se propone que ellos aprendan.

Este encuentro, excitación física informativa-receptores de los órganos de los sentidos, empieza con la *sensación*, que es la impresión que estos estímulos físicos —ondas sonoras: la voz, ondas lumínicas: una proyección— del profesor producen en los receptores de los órganos de los sentidos del estudiante.

Los neurofisiólogos han establecido el concepto de UMBRAL ABSOLUTO, que es la cantidad mínima de estímulo docente que debe utilizar un maestro para que los receptores de los órganos de los sentidos de sus alumnos puedan detectarlo.

Un psicólogo alemán, Gustav Theodor Fechner (1801-1887), que se distinguió por sus experimentos en psicofísica, concluyó «que las oportunidades de captar un estímulo aumentaban gradualmente a medida que este se incrementaba».

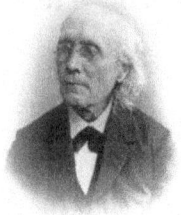

Parafraseando y ampliando las conclusiones de Fechner, expongo lo siguiente:

Las oportunidades que un alumno tiene para captar un estímulo físico proveniente de su maestro se incrementan a medida que este exprese el estímulo con más calidad e intensidad, siempre que las condiciones ambientales en el aula sean las ideales, la atención, motivación e interés del estudiante estén concentrados en la actividad del profesor, y su desarrollo genético esté capacitado para recibirlas y procesarlas adecuadamente.

Como puede apreciarse, el hecho de que el alumno pueda detectar y captar, a través de los receptores de sus órganos de los sentidos, los impulsos docentes físicos de su educador, depende de diversos factores:

> la calidad e intensidad de los estímulos docentes del maestro
> el estado emocional y anímico del alumno
> el interés que muestre el alumno por aprender
> las peculiaridades genéticas del alumno
> el grado de información que alberga el alumno en su memoria de larga duración
> las características del ambiente en el aula.

Es decir, el maestro es solo un elemento más en este complejo sistema receptivo de información.

El poder detectar, captar y procesar con los receptores de sus órganos de los sentidos y enviar a su cerebro los estímulos físicos informativos del maestro, es un proceso inicialmente consciente, que necesita de una toma de decisión del alumno utilizando su cerebro pre frontal, pero una vez que el contenido docente penetra en su cuerpo, el resto de su procesamiento es inconsciente y depende totalmente de las características anatomo-fisiológicas y la personalidad del estudiante.

No puede haber una distorsión por parte del alumno del conocimiento contenido en las explicaciones del maestro o en el texto de un libro que debe estudiar. Sus cinco sentidos son los que permiten que el estudiante se relacione realmente con la materia que usted quiere que asimilen. Es indispensable que cuando usted esté en el proceso de cómo va a enseñar el tema que le corresponde exponer, planifique actividades encaminadas a crear estímulos docentes en el mayor número de sentidos.

Los alumnos tienen que educar y perfeccionar sus órganos de los sentidos. Así como los ciegos desarrollan el sentido del tacto, los pintores perfeccionan el sentido de la vista, los catadores de alimentos o bebidas desarrollan el sentido del gusto, los músicos perfeccionan el sentido del oído y los expertos en perfumes refinan e incrementan su sentido del olfato, los alumnos tienen que pulir y afinar sus órganos de los sentidos. Organice en su plan de estudio actividades y procedimientos que faciliten la mejor captación y penetración por los órganos de los sentidos que usted ha escogido para transmitirles a sus alumnos los objetivos docentes que le corresponde enseñar. Con la experiencia se van rectificando los errores o perfeccionando los métodos.

Principio #5
El cerebro del estudiante: su objetivo vital

La estructura anatómica del alumno que recibe los conocimientos del maestro, los procesa, anida y es portadora del potencial y plasticidad de adquirir aún más, es el CEREBRO, el cual le confiere una conducta y personalidad en la vida que lo motiva a querer o no ambicionar aprender.

El maestro le enseña al cerebro de los alumnos y dentro de este, a sus neuronas, para lo cual le es necesario adecuar sus métodos docentes a la forma que el cerebro tiene de aprender.

Es imprescindible que se convenza de los avances científicos que han modificado algunos criterios preestablecidos y adecue su forma de elaborar un plan de clase y estrategias a emplear, para que sus alumnos puedan adquirir y procesar con eficiencia sus enseñanzas, así como memorizarlas con más eficacia a fin de recordarlas y utilizarlas con desenvoltura cuando les sean indispensables.

Principio #6
El cerebro, la información y el tiempo requerido
para procesarla

Las neuronas de los estudiantes, rodeadas de una membrana permeable, se mantienen en un ESTADO DE POLARIDAD o de POTENCIAL DE REPOSO, que es la tendencia de sus moléculas de ser atraídas o repelidas por cargas eléctricas. Las membranas están rodeadas por moléculas de sodio (Na) con cargas positivas y en el interior, aun cuando tiene moléculas de potasio (K) con cargas positivas, el resto del contenido que las conforman —proteínas, sulfatos y fosfatos— les confieren una carga negativa.

Esta combinación, cargas con predominio positivo fuera de las neuronas y con hegemonía negativa dentro de ellas, es lo que caracteriza su estado de polaridad o de potencial de reposo, por la atracción compensada de sus moléculas. El potencial de reposo de la membrana tiene un valor de -70 milivoltios (mV).

Cuando el maestro le aplica un estímulo informativo a las neuronas de sus estudiantes y este impulso auditivo y/o visual ha sido tan bien elaborado y excelentemente captado por los órganos de los sentidos del estudiante, que rebasa en la membrana del promontorio del axón los -70 mV, esto trae como consecuencia la apertura de los canales en la membrana celular, lo cual permite la entrada inmediata del sodio extracelular hacia el interior y del potasio intracelular hacia el exterior del axón, invirtiendo los sentidos de la carga en las moléculas, convirtiendo el interior en positivo y el exterior en negativo. Por este motivo el potencial eléctrico se invierte y se activa, creándose lo que se denomina POTENCIAL DE ACCIÓN O POTENCIAL ACTIVADO.

Esta activación eléctrica que contiene la información, se va transmitiendo en cadena, a todo lo largo del axón, como fichas de dominó que fueran contactando unas con otras a medida que van cayendo, hasta llegar a la porción distal del axón o botón terminal.

Al ser activadas las moléculas de las porciones proximales del axón, han perdido su propiedad de ser atraídas o repelidas por cargas eléctricas, se les ha desvanecido su estado de polaridad o de potencial de acción y entonces se dice, en esta nueva situación, que las neuronas están DESPOLARIZADAS o en ESTADO REFRACTARIO, siendo incapaces durante el mismo, de ser estimuladas por otros estímulos informativos.

¿Y qué importancia tiene la explicación ofrecida anteriormente? Pues que las neuronas despolarizadas o en estado refractario no pueden transportar ni procesar otro estímulo informativo hasta que no adquieran su estado original, es decir, no se repolaricen y, como promedio, requieren unos 3 milisegundos (un parpadeo dura de 1 a 6 milisegundos) para volver a su estado inicial de polaridad o potencial de reposo, con capacidad para ser activada nuevamente.

Claro que no nos crea gran preocupación el estado refractario de las neuronas de nuestros alumnos para realizar nuestras actividades docentes, ya que tan solo dura 3 milisegundos, es decir, tres veces la milésima fracción de un segundo. Pero para tener una idea, en ese tiempo la luz recorre 900[4] kilómetros, y si en las partes difíciles de entender el contenido de un tema, utilizamos un ritmo más lento, acompasado y, de vez en cuando llevamos a cabo una fugaz pausa, tengo la impresión de que estamos enseñando de acuerdo a la forma en que funciona el cerebro de nuestros alumnos.

Está demostrado (según Georg Elias Müller[5] y Alfons Pilzecker[6]) que cuando un alumno adquiere una información (del maestro o del libro de texto) y la estudia, en su cerebro se lleva a cabo una actividad necesaria para procesarla, que requiere de cierto período de tiempo y que es imprescindible para consolidarla y mantenerla. Este intervalo de tiempo que requiere el cerebro, es imperioso que tanto el alumno como el maestro lo tengan en cuenta durante sus labores docentes.

También aconseje a sus alumnos que se tomen el tiempo necesario para estudiar la materia a vencer con arreglo a la complejidad y longitud de la misma. Mientras más prolongada sea la duración del estudio, más posibilidades existen de que se la aprenda. En este aspecto, es mejor pecar por exceso que por defecto.

Principio #7
La función de conductibilidad de las neuronas
Tenga presente la función de conductibilidad que poseen las neuronas de sus estudiantes.

---

[4] En 1 milisegundo la luz recorre 300 km, pero en 3 milisegundos recorre 900 km. *(N. del E.)*
[5] Sicólogo experimental alemán (1850-1934), a quien se le acredita la teoría de la interferencia retroactiva. *(N. del E.)*
[6] Sicólogo alemán, estudiante del anterior (1865-1949). *(N. del E.)*

Sus impulsos sensoriales informáticos transitan a lo largo de las neuronas de sus alumnos y estas células nerviosas o «material» con que usted trabaja, están dotadas de una estructura anatómica que forma un conjunto dispuesto de forma tal que facilite el recorrido de sus enseñanzas, y de una función, denominada CONDUCTIBILIDAD.

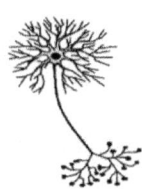

> Conductibilidad es la propiedad que poseen las neuronas de transmitir estos conocimientos por medio de energía eléctrica hasta alcanzar el extremo distal del axón y, como en una carrera de relevo, pasárselos a los neurotransmisores para que estos los hagan llegar a la neurona proximal a través de las SINAPSIS.

En la misma medida que usted «empaquete» con mayor calidad la carga informática, con más facilidad recorrerá y remodelará el circuito que se ha trazado, cuyo objetivo docente es construir.

Principio #8
La ley del todo o nada de las neuronas

La neurona tiene una característica particular de responder a un estímulo, la cual se denomina LEY DEL TODO O NADA.

Esto significa que cuando la neurona se activa, lo hace de manera invariable con la misma intensidad, independientemente de la energía del estímulo, siempre que este alcance el umbral que ella requiere para excitarse de forma electroquímica.

Quiere esto decir que para que su información docente sea transportada, el estímulo tiene que poseer una fortaleza de intensidad determinada, ya que si no lo alcanza, la neurona no responde, no hace nada, pero si logra alcanzar el umbral estipulado, toda ella se pone en función, a su máxima capacidad, para transportar esa información docente.

Por este motivo, al planificar sus actividades docentes, tenga presente el grado de excitación que producirán sus explicaciones en los órganos de los sentidos de sus estudiantes, a fin de poder imaginarse si va a lograr exacerbarlos hasta alcanzar el umbral necesario para que las neuronas de sus estudiantes colaboren con usted como un todo.

Principio #9
La percepción, concepto importante

SENSACIÓN es la captación de energía por parte del alumno de los estímulos que le ocasionan las explicaciones del maestro o la proyección de alguna lámina, producto de ondas sonoras o lumínicas, a través de sus órganos de los sentidos (el oído y la vista). Mientras que PERCEPCIÓN es la selección de aquellos estímulos que le interesan al alumno, por parte de su SISTEMA RETICULAR ACTIVADOR Y EL TÁLAMO, que los organiza de forma tal, que le permita interpretarlos y representarlos en su cerebro de una manera racional y con un significado lógico.

Por ejemplo, si el alumno escucha y observa las explicaciones y proyecciones del maestro sobre el ciclo evolutivo del agua, tiene que seleccionar cuáles son las informaciones auditivas y visuales más importantes, asociarlas, organizarlas, interpretarlas, representarlas en su mente y darles un sentido sensato, llegando a adquirir de esta manera un concepto.

Si bien he descrito desde el punto de vista teórico una diferenciación entre sensación y percepción, me es indispensable señalar que prácticamente, se llevan a cabo al unísono.

Principio #10
El maestro y sus funciones

El maestro constituye la fase inicial del proceso de adquisición de conocimientos del alumno, su presencia y desempeño en el aula es vital para el estudiante. Y la primera obligación moral que tiene es percatarse y prepararse para dedicar todo su esfuerzo físico y actividad intelectual a la consecución exitosa de los objetivos docentes que el sistema escolar le ha trazado.

Para lograrlo necesita:

•   Desarrollar un porte personal y una personalidad acordes con los requerimientos o patrones exigidos.

•   Controlar la disciplina en el aula.

•   Poseer un dominio absoluto de los componentes de la asignatura que explica.

•   Tener el convencimiento total de la forma en que el cerebro de sus estudiantes aprende.

•   Conocer la metodología docente a emplear para transmitirles sus enseñanzas a través de los órganos de los sentidos y las neuronas.

•   Dominar la técnica de impartir una clase.

•   Tener los fundamentos del empleo de los medios audiovisuales como material de apoyo en sus actividades docentes.

•   Documentar a sus estudiantes sobre la forma adecuada de estudiar.

•   Evaluar periódicamente a sus alumnos para percatarse si sus objetivos educacionales se están cumplimentando o si tiene que modificar alguna actividad docente o incorporar alguna otra.

Principio #11
La adquisición de conocimiento. Mecanismo complejo

No se trata de escuchar simplemente una canción por la radio o sencillamente ver un programa de entretenimiento por el televisor; no, el conocimiento comprende apreciar la estructura de un concepto, los elementos que lo forman, el sentido de su contenido y el mecanismo que lo hace funcionar.

¿Cómo llegar al conocimiento?

Cuando el maestro le explica al alumno, o este lee un párrafo en su libro de texto, su cerebro percibe una serie de estímulos auditivos —palabras, oraciones— y visuales —imágenes—, que une, relaciona e interpreta, estableciendo un juicio para determinar lo que el maestro quiere decir o el significado del contenido de su lectura (percepción).

Pero aún le falta avanzar un paso más: analizarlo, relacionarlo con conocimientos previos (asociación), hasta tener elementos suficientes que le permitan deducir conclusiones, llegar a un cabal conocimiento.

Principio #12
La clase, actividad imprescindible de la enseñanza

La clase es el elemento práctico de que dispone el maestro para materializar, en los órganos de los sentidos y el cerebro de sus alumnos, la información que ha programado transmitirles.

Su objetivo fundamental es trasladar, al cerebro del estudiante, un conocimiento almacenado en su cerebro, mediante procedimientos que se ajusten a la forma en que este valioso órgano procesa la información, con vistas a que el alumno sea capaz, después de cumplimentar mentalmente las etapas requeridas, de almacenarlo en su memoria de larga duración, es decir, aprenderla.

Principio #13
La atención, elemento fundamental en el proceso docente

Al maestro le es imprescindible contar con la atención del alumno para poder transmitirle sus conocimientos, y al alumno, para poder dejarlos entrar a través de sus órganos de los sentidos, así como continuar procesándolos en el cerebro con sus neuronas.

Santiago Ramón y Cajal[7] demostró que la neurona es el constituyente fundamental del tejido nervioso. En *Reglas y consejos sobre investigación científica*, podemos leer:

---

[7] Médico e histólogo español (1852-1934), Premio Nobel de Fisiología y Medicina en 1906. *(N. del A.)*

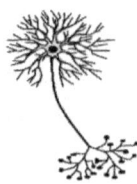

> Casi todos los que dudan de sus propias fuerzas ignoran el maravilloso poder de la atención prolongada. Esta polarización cerebral sostenida durante meses en un cierto orden de percepciones, afirma el entendimiento y condensa como en un foco toda la luz del pensamiento sobre el nudo del problema, permite descubrir en este, relaciones inesperadas.

Principio #14
El método secuencial de la enseñanza

El tema que se enseña y los próximos a desarrollar, tienen que impartirse de manera secuencial, tal como el cerebro funciona, de la misma manera que una neurona trata de conectarse con la próxima de forma concatenada, siguiendo un patrón de información lógico, organizado y estableciendo circuitos mentales.

Principio #15
Los múltiples estímulos sensoriales

Siempre que sea factible, de acuerdo con el contenido de la materia de estudio, utilice procedimientos didácticos que exciten varios órganos de los sentidos, porque de esta manera el estudiante adquiere más información y lo hace de forma holística. Recuerde que los órganos de los sentidos del estudiante colaboran uno con otro. Si un maestro de ciencias explica verbalmente la estructura de un volcán, el alumno únicamente se formará una idea en base a las palabras que escuchó, pero si este maestro auxilia de una imagen de dicha estructura, el sentido de la vista del educando apoyará al de la audición en la interpretación de sus explicaciones. Pero si además, se muestra una maqueta con dicha estructura, que la pueda palpar, el conocimiento adquirido será más integral.

Principio #16
La comprensibilidad de la información
Asegúrese de que el alumno interpretó adecuadamente sus enseñanzas. Es necesario que la manera en que el alumno interpreta sus explicaciones o la lectura de un texto, coincida a cabalidad con las reales por usted expresadas o con las obtenidas por otros alumnos.

Si existe alguna discrepancia, esta situación obliga al alumno a volver a estudiar el material y si de nuevo llega al mismo desenlace, tiene que aclarar esta diferencia de conceptos con usted o algún otro alumno aventajado, pues lo más probable es que haya procesado indebidamente la información.

Si la interpretación que el alumno le da a un concepto (representación mental de una realidad), explicado por usted o leído en un libro de texto, carece de lógica, probablemente se deba a que sus explicaciones no fueron suficientemente claras o que el alumno las procesó inadecuadamente.

Principio #17
La memorización. Clave del aprendizaje
Concientice este criterio: el alumno no se aprende ningún conocimiento que usted le transmita o adquiera a través de la lectura en los libros de texto, si no memoriza de manera permanente ese contenido y es capaz de recuperarlo para utilizarlo cada vez que le sea necesario.

Resumamos en un listado los PRINCIPIOS GENERALES DE LA TEORÍA DE LA ENSEÑANZA CEREBRAL:
   #1. La educación, escultora de la personalidad del alumno.
   #2. La teoría de la enseñanza cerebral.
   #3. La práctica, madre del conocimiento.
   #4. Los órganos de los sentidos: su aliado principal.

#5. El cerebro del estudiante: su objetivo vital.

#6. El cerebro, la información y el tiempo requerido para procesarla.

#7. La función de conductibilidad de las neuronas.

#8. La ley del todo o nada de las neuronas.

#9. La percepción, concepto importante.

#10. El maestro y sus funciones.

#11. La adquisición de conocimiento. Mecanismo complejo.

#12. La clase, actividad imprescindible de la enseñanza.

#13. La atención, elemento fundamental en el proceso docente.

#14. El método secuencial de la enseñanza.

#15. Los múltiples estímulos sensoriales.

#16. La comprensibilidad de la información.

#17. La memorización. Clave del aprendizaje.

CAPÍTULO X

Metodología y técnicas pedagógicas básicas de la enseñanza cerebral

Un conocimiento aprendido tiene valor no solo por su significado, sino por estar almacenado en la memoria permanente del cerebro para ser utilizado cuando sea necesario.

EL AUTOR

Las raíces anátomo-fisiológicas y gnoseológicas de la teoría de la enseñanza cerebral forman un bloque indivisible. Las causas que han dado lugar a esta teoría no solo tienen una fuente anatómica, sino también están basadas en el conocimiento adquirido recientemente en el campo de la neurofisiología sobre cómo el cerebro aprende.

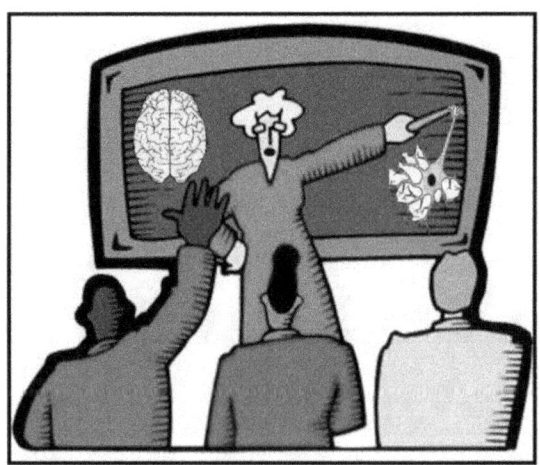

La ciencia tiene como principio el proporcionarnos datos evidentes acerca de cómo el cerebro procesa la información que recibe y las leyes que rigen esta fundamental actividad, para que los maestros puedan utilizar estos conocimientos en beneficio de sus alumnos.

Las técnicas o conjunto de instrucciones que indican cómo debe llevar a cabo el maestro su actividad docente en el aula proceden de la TEORÍA DEL CONOCIMIENTO CEREBRAL y de sus PRINCIPIOS, que manifiestan la realidad objetiva de esta actividad pedagógica, es decir, aquello que realmente sucede en el cerebro de los estudiantes, cuando sus órganos de los sentidos son incitados por estímulos físicos informativos, y por este motivo, los maestros deben observar dichas técnicas, sin dudas ni vacilaciones, en su práctica docente cotidiana.

Técnica #1
Emocionar a sus alumnos

Esto significa causarle al estudiante, con alguna actividad docente inicial, una exaltación y excitación del ánimo por el tema a tratar, o emplear una acción didáctica que le provoque admiración o placer aprenderlo.

Esta fase inicial —emocionarse positivamente o exaltarse—, por ser el inicio de la cadena de sucesos que tienen lugar entre los órganos de los sentidos y la amígdala cerebral de los estudiantes, cuya principal función es el procesamiento y almacenamiento de sus reacciones emocionales, es importante. Y no escribí fundamental, porque considero que de acuerdo con la personalidad del alumno, este puede llegar a aprenderse un tema sin que le sea indispensable emocionarse, a lo cual yo denomino APRENDIZAJE CONSCIENTE. El estudiante está en pleno juicio de que tiene que asimilar esa materia y lo lleva a cabo sin ninguna alteración en su estado de ánimo.

¿Por qué es importante para el maestro entusiasmar al alumno? Porque los estados emocionales influyen en el proceso de conocimiento del cerebro y, de acuerdo con las características de la emoción que el maestro le provoque al alumno, si es de interés, de alegría, de curiosidad, de bienestar, es decir, si es positiva, debe dar origen a un estado mental que lo lleve a dirigir toda su atención a la actividad docente, así como concentrarla y sostenerla mientras esta perdure.

¿Cómo producir entusiasmo en los alumnos?

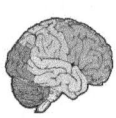

El maestro debe confeccionar y planificar sus actividades educativas de forma que puedan crear en sus alumnos, un estado emocional proclive a aprender.

¿De qué manera obtener ese logro?

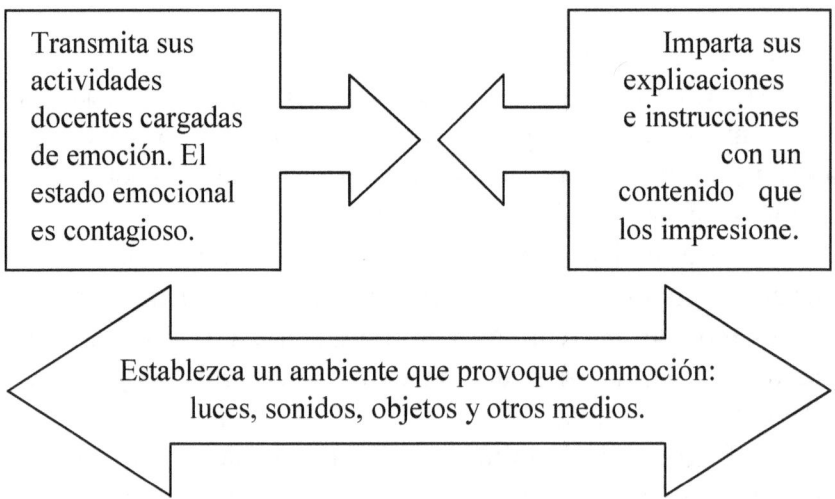

Transmita sus actividades docentes cargadas de emoción. El estado emocional es contagioso.

Imparta sus explicaciones e instrucciones con un contenido que los impresione.

Establezca un ambiente que provoque conmoción: luces, sonidos, objetos y otros medios.

¿Por qué a veces es necesario emocionar a los alumnos?

Después de escuchar el timbre de cambio de clase, los alumnos llegan apurados al aula, corriendo, algunos retozando; se saludan, porque en cada aula, en ocasiones, los miembros del grupo son distintos, y quieren contarse incidencias acaecidas; los varones se acercan a las hembras por quienes sienten simpatía y viceversa; se dirigen a otros alumnos para solicitarles papel, bolígrafos o lápices para realizar las tareas o piden permiso para afilar los lápices, ocasión que aprovechan para jugar o conversar con otros que están sentados a distancia.

Como es fácil apreciar, en estos primeros momentos no existen las condiciones ambientales adecuadas ni síquicas para enseñarles el tema correspondiente a ese día. Por este motivo, el sistema escolar tiene programado una actividad inicial breve, de no más de 10 minutos, que se denomina «rompe hielo», con el fin de apaciguar los ánimos en los alumnos y durante la cual el maestro puede chequear la asistencia.

Después de esta tarea «tranquilizadora», le corresponde al maestro desarrollar la actividad docente, siendo su objetivo inicial entusiasmar a los alumnos con el tema a desarrollar, para captar su atención.

Este propósito preliminar, DESPERTAR LA CURIOSIDAD y ATRAER EL INTERÉS, se puede considerar de vital importancia para alcanzar la meta final: proveerlos de los conocimientos e instrucciones necesarios para que continúen estudiándolos en la casa y los almacenen en sus memorias de larga duración, es decir, se los aprendan.

El entusiasmo en el estudiante es de sumo provecho, metafóricamente hablando, es como el «entremés» en una cena intelectual, el hecho de que no se nos sirva, no significa que no podamos comer opíparamente. Pero si se nos ofrece, cumplimentaremos un ritual establecido y preparamos al cerebro con los mecanismos necesarios para recibir más apropiadamente el resto del «banquete cultural».

Seríamos idealistas si no reconociéramos que el alumno aprende «en cuerpo y alma», pero sí es necesario que enfaticemos que los seres humanos no somos más que lo que sentimos y que en los alumnos, el proceso de aprendizaje está jerarquizado por el fervor que manifiesten por las actividades docentes.

La devoción por el estudio promueve en los alumnos patrones de conducta y, el éxito del maestro, conocedor de estos engranajes cerebrales, estriba en saber canalizar este entusiasmo y vincularlo con el proceso docente para de esta manera permitir al alumno estimular al máximo sus emociones positivas, así como desarrollar y desplegar su atención durante la mayor parte de sus explicaciones.

En la incentivación del entusiasmo entran en juego una serie de factores que es forzoso tener en cuenta:

1. Las relaciones interpersonales del maestro con el alumno	Si el alumno se siente amenazado, atemorizado, inhibido, asustado o reprimido en el aula, su estado afectivo (amígdala) no colaborará con su cerebro para comenzar el proceso de aprendizaje.
2. La relación entre maestro y alumno no puede ser de domador a fiera.	El maestro no puede ver al alumno como «una fiera», un contrincante dentro del aula, ni el alumno tampoco puede sentir que frente a él tiene «un domador», un oponente. Es preciso que surjan y se establezcan relaciones de respeto mutuo y jerarquía; que el maestro reconozca que tiene un alumno en el aula y que los alumnos acepten que tienen un maestro frente a ellos.
3. La única forma para lograr sentimientos positivos es utilizar estímulos agradables.	De la única forma que se estimulan los sentimientos positivos es mediante gestos agradables, halagos sinceros y estímulos honestos, con el reconocimiento cotidiano a todo lo bien hecho, y un lenguaje profesional. Hasta que

	no se cree simpatía y compenetración, concebidas dentro de los cánones de las relaciones humanas entre maestros y alumnos establecidos por el sistema escolar, no será posible crear un estado mental de entusiasmo en los educandos, inclinado a la enseñanza.
4. El alumno tiene que estar convencido de la capacidad docente del maestro.	El alumno tiene que confiar en los conocimientos y aptitudes del maestro, verlo como un ejemplo a seguir, admirar su pulcritud, su porte personal, sus modales y su personalidad. Y si bien el maestro tiene que ganarse el respeto de los alumnos, estos también tienen que merecer la consideración de sus maestros.

Si quiere despertar emociones positivas en sus estudiantes, recuerde que: «Una gota de miel caza más moscas que un galón de hiel» (Abraham Lincoln, 1809-1865, político y abogado estadounidense, décimosexto presidente de la nación).

Los maestros, para provocar emoción en los alumnos o entusiasmarlos en sus actividades docentes, pueden obtener experiencia de las técnicas que se emplean en los comerciales de la televisión. Estos utilizan música, colores, figuras, movimientos, todo para provocar un impacto emocional positivo en los televidentes, para que le presten atención y que esta no decaiga, es decir, transmiten el deseo de continuar viéndolos y de no cambiar el canal mientras dura el anuncio.

Puede estar completamente seguro de que si inicia el «comercial educativo» en el aula con una actividad que provoque interés o despierte un sentimiento afectivo hacia usted y el contenido de la materia a impartir ese día, difícilmente dejarán de atenderlo.

El objetivo de los productores es inducir en los televidentes una impresión placentera, incitar su interés por el contenido, para que disfrute del material televisivo de principio a fin, que capte el mensaje y lo traslade hasta el hipocampo, y de allí a la memoria de larga duración en la corteza cerebral, para que lo recuerde en el momento en que asista a un centro comercial.

Y de esta manera, cuando desee comprar, digamos un jabón, por el mecanismo de asociación o vinculación de conocimientos, atraiga a su mente, desde la memoria de larga duración, el nombre de la marca del producto anunciado, que se encuentra cómodamente almacenado gracias a la pericia de los productores del comercial.

La misma técnica, basada en estos principios, debe ser seguida por el maestro, pero aplicada a la docencia. Desde el inicio de la explicación del tema, despertar un sentimiento emocional en los alumnos para que le presten atención, lo observen y escuchen durante su comercial, digo, su clase, y no cambien de «canal» hasta que usted termine. Esto permitirá que días después, cuando tengan necesidad de utilizar este conocimiento aprendido, en una prueba o en la vida diaria, lo recuerden fácilmente.

Es necesario señalar que los estados afectivos del estudiante influyen de una manera importante en el proceso de la adquisición de conocimientos por el cerebro, ya que pueden facilitar u obstaculizar de una manera decisiva dicho proceso.

Técnica #2
Promover la motivación
Este es un acondicionamiento mental preparatorio de una actividad docente para animar a los alumnos a atenderla con interés y diligencia.

Este aspecto puede o no ser consecuencia del aspecto anterior: la emoción, y consiste, a mi modo de ver, en despertar el interés del estudiante por el contenido del tema; también puede aprovecharse en la introducción para despertar el entusiasmo.

Independientemente de que el contenido docente sea parte del currículo de estudio y sea necesario para los exámenes, debemos intentar por todos los medios de encontrarle una motivación adicional. Para que el alumno se interese, es importante que exista para él una causa por la cual considere que le es necesario aprender ese contenido y memorizarlo.

¿Cuáles pueden ser estas causas? Entre otras, de acuerdo con las características del tema, se me ocurren las siguientes:

- con frecuencia es motivo de preguntas en los exámenes
- es un tema fundamental para recordar como cultura general de un individuo
- es un asunto de aplicación práctica en la vida diaria
- forma parte de su experiencia personal

La explicación del tema tiene que ser diáfana, comprensible, no puede ser portadora de «un nudo intelectual» que dificulte su traslado o de un «bache teórico» que embote el entendimiento.

El maestro tiene que poseer la virtud de desmenuzar el tema, de explicarlo de la manera más comprensible posible, de simplificarlo para que sea «ávidamente capturado» por los órganos de los sentidos y «vorazmente deglutido» por el cerebro.

Existen alumnos capaces de memorizar una materia sin comprenderla, de forma mecánica, como si fuera un cuño en la corteza cerebral; ellos lo plasman en el almacén axónico-cerebral y cuando necesitan recordarlo, tienen la facultad de recitarlo como si fueran unos papagayos.

Pero la forma correcta de almacenarlo es por intermedio del razonamiento, la lógica, la comprensión y la reflexión. De esta manera la acumulación de la información es organizada y, de un archivo ordenado, la extracción de datos es más fluida y segura.

La MOTIVACIÓN es el deseo o la necesidad que hace actuar a un alumno de forma emocionada o indiferente, frente a una actividad docente del maestro. Estos deseos o necesidades pueden ser por motivos intrínsecos o extrínsecos. Entre las motivaciones intrínsecas están la novedad, las que provocan entusiasmo, las que le causan interés porque le son útiles y le permiten emplear esos conocimientos con algún provecho personal, o porque le son necesarios en su vida cotidiana.

Hay otras motivaciones internas que son más difíciles de lograr en los alumnos noveles, como son: motivarse a aprender por un asunto elemental de principios, de conciencia, de ser una persona educada, para fortalecer su personalidad. Y utilicé el adjetivo difícil porque un requisito importante es la madurez mental, pero no es imposible; aunque «de que los hay, los hay», no debemos dudarlo ni ser pesimistas.

Hay autores que entre las motivaciones externas incluyen las recompensas y los castigos, y tienen razón, porque hay alumnos que sin malicia, funcionan con esas dos premisas.

Técnica #3
Atraer la atención
Las dos técnicas anteriores que despliega el maestro en clase —emocionar y motivar al alumno—, están encaminadas a atraer su atención.

La ATENCIÓN es la concentración de los órganos de los sentidos y el cerebro del estudiante, en nuestras explicaciones o en el estudio de una materia; su fijación debe ser estable y su enemigo mortal es la distracción.

Veamos dos definiciones de la ATENCIÓN:

La facultad que le permite al alumno desplegar sus sentidos de forma receptiva y mantenida hacia los estímulos físicos cognoscitivos transmitidos por el maestro o captados en el libro de texto, así como mantener atento al cerebro para recibirlos durante el tiempo que sea necesario.

> La capacidad de dirigir los órganos de los sentidos y la mente, con interés y dedicación, a la actividad docente que se está realizando (explicaciones o estudio).

El éxito para que sus alumnos atiendan está en crearles las condiciones personales y ambientales propicias para lograrlo.

La atención es un elemento fundamental e indispensable, requerido por los órganos de los sentidos y el cerebro para procesar los estímulos docentes recibidos.

Si el alumno no atiende, no puede aprender. ¿Y de quién depende que el alumno atienda?

Debemos responder que es una labor de un dúo: el MAESTRO tiene que poner todo su esfuerzo y pericia en lograr que sus técnicas docentes tengan las características necesarias para atraer la atención del alumno y conservarla durante el período de tiempo que demore la actividad educativa. Pero, el resto le corresponde al ALUMNO, que debe disponer de la consciencia y voluntad para de manera espontánea, dirigirlas hacia los menesteres que le están proporcionando conocimientos.

Y es conveniente señalar que esta colaboración mental por parte del alumno no se obtiene por obligación ni por coacción, tiene que ser voluntaria y responsable, ya que si él no quiere hacerlo, nadie puede obligarlo.

Sin atención, los procesos mentales del estudiante se frustran y la información transmitida se pierde o se distorsiona en su cerebro.

Si el estudiante no presta atención a lo que oye, ve o toca, no podrá jamás memorizar esos estímulos debido a que las impresiones sensoriales que obtiene son superficiales, generarán conexiones neuronales sin una elaboración meticulosa y su permanencia en el hipocampo será extremadamente fugaz y transitoria.

Cuando un alumno concentra su atención en las explicaciones del maestro en el aula de manera espontánea e interesada, le es muy fácil cumplir con las normas de comportamiento requeridas para dar lugar a un ambiente propicio a fin de lograr que su cerebro lleve a cabo las etapas necesarias para asimilar y memorizar el asunto que tiene que aprender. En estas circunstancias, el alumno es dueño absoluto de su control corporal y totalmente consciente de su comportamiento mental.

Si por el contrario, pierde el dominio de su conducta y no se percata de los errores que está cometiendo, aun cuando hubieran estado presente los factores indispensables para interesarlo, es posible que hayan existido influencias negativas en el desarrollo de su personalidad, debido a factores sociales, ambientales o educacionales en el hogar, o que padezca de un trastorno por déficit de la atención cuyas causas son muy variadas, y entre las cuales se señalan las genéticas, los trastornos de los neurotransmisores (catecolaminas), las traumáticas, y alimentarias.

Tenga presente que uno de los elementos disociadores de la atención más importantes que pueden ocurrir en el aula son las indisciplinas. Su control, disolución o prevención es tarea primordial del maestro y del personal de dirección y administrativo de la escuela.

Ahora bien, cuando un maestro logra motivar al estudiante, crearle un ambiente propicio para el aprendizaje y lograr que focalice la atención en sus explicaciones, este cumple al pie de la letra el reglamento de conducta en clase.

Para el maestro, la atención de sus alumnos es una valiosa conquista que debe estar, de manera constante, en la mirilla de sus objetivos, para apresarla, amaestrarla y moldearla a sus propósitos docentes.

Cuando ellos la dirijan hacia otra finalidad, a pesar de nuestros esfuerzos, esto significará que existe algún fallo en los procedimientos docentes que estamos empleando o en las características personales de los estudiantes.

Como es sabido, la primera fase de la atención es la ES-PONTÁNEA. El alumno comienza a atender al maestro siguiendo un hábito, una costumbre, y después de unos minutos, para continuar manteniéndola y fijarla en un objetivo —las explicaciones—, que ha seleccionado utilizando su juicio, interés, sensatez y sabiduría, necesita llevar a cabo un ESFUERZO CONSCIENTE, consecuente con su nivel de responsabilidad mental.

El hecho de que el alumno atienda al maestro, escuche sus explicaciones y observe sus proyecciones no significa que ha aprendido, esos pasos solo representan una etapa del proceso del conocimiento; las que restan son las siguientes:

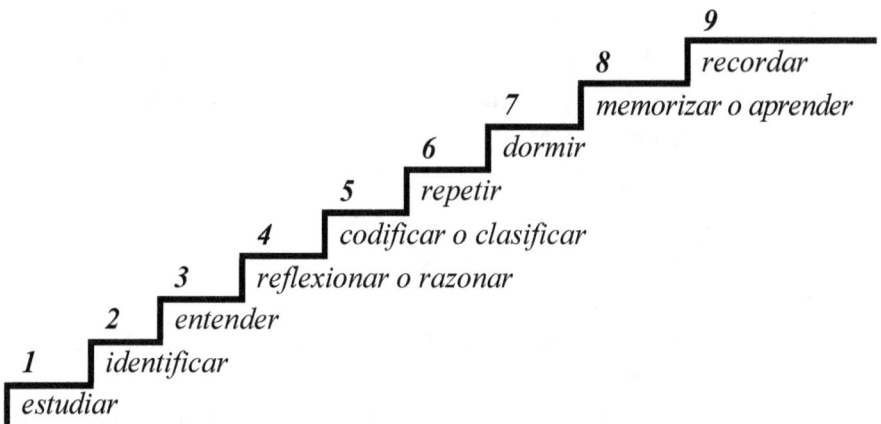

Tiene que existir en los sentimientos del estudiante la voluntad de querer aprender; es preciso que el cerebro esté en estado de alerta, dotado de determinada constitución genética y que tenga almacenados los conocimientos auxiliares necesarios para colaborar con esta función creadora, así como la habilidad y destreza mental para cumplimentar las etapas necesarias que le permitan elaborar la información recibida.

Cuando los alumnos entran al aula, cada uno de ellos tiene «una frecuencia» distinta en la actividad eléctrica de sus neuronas, y la labor inicial y FUNDAMENTAL del maestro es que «sintonicen» su emisora cultural, su programación instructiva oral y visual. En otras palabras, despertar su interés por el tema, fascinarlos, seducirlos, encantarlos, para atraer su atención.

El maestro emite estímulos físicos informativos y estos tienen que alcanzar la amígdala cerebral o centro fundamental del procesamiento y almacenamiento de las reacciones emocionales con el fin de que el alumno despliegue sus cinco sentidos y los ponga en alerta permanente para permitirle, a esta comunicación, alcanzar el sistema activador reticular ascendente (SARA) y al tálamo, a fin de que los filtren, interpreten, clasifiquen y envíen a sus lugares correspondientes, con la suficiente intensidad como para alterar el potencial de reposo de las membranas de sus neuronas, que transiten a través de ellas y se establezcan los circuitos temporales, que, mediante el estudio y la repetición, se consoliden y se conviertan en permanentes.

No es difícil percibir que el maestro tiene que ser un técnico experto en enviar mensajes culturales y el alumno un connotado receptor de los mismos. Si el maestro no posee los conocimientos necesarios para proyectar este envío intelectual o el alumno pifia al recibirlo, comete algún error, también existirán problemas para procesarlo.

El primer descuido que puede cometer el maestro es no acondicionar mentalmente al alumno para que le preste atención. La atención pone en guardia todos los elementos anatómicos y funcionales cerebrales para recibir y procesar los conocimientos. Pero no solo es necesario despertar la atención del estudiante, sino fijarla y mantenerla en vigilia permanente durante el tiempo que se imparten las instrucciones.

Y he aquí otro problema que confrontan los maestros durante la introducción de su clase. Es posible que el alumno, sin darse cuenta, de manera involuntaria, opcional, por curiosidad o hasta por interés, le observe y escuche, pero a edades tempranas todavía no se han establecido en el cerebro las estructuras y los mecanismos indispensables para mantener la atención de forma indefinida, ni se ha conformado una personalidad para concientizar la necesidad de fijarla y concentrarla en el maestro el tiempo que sea necesario, de manera voluntaria.

Las dos condiciones que se necesitan en un alumno para que asiente su atención voluntariamente en un objetivo determinado son:

1. un cerebro con una estructura plenamente conformada y un funcionamiento impecable, y

2. una idiosincrasia con la suficiente lucidez y conciencia para percatarse de la trascendencia que esta actividad tiene en la adquisición de conocimientos durante sus estudios.

Teniendo en cuenta lo anterior, es posible advertir que estos requisitos no se encuentran fácilmente en un estudiante de los niveles escolares del 6 al 12 y mucho menos en los grados de la enseñanza primaria. Por esta razón, la labor del maestro para incentivar la atención de sus estudiantes, atraerla, mantenerla, evitar que decaiga o que se distraigan, es, en ocasiones, sencillamente titánica.

Para estimular, enardecer y lograr la atención, entre otras medidas, se recomienda:

o   movilizarse mientras habla

o   variar el tono de la voz (agudo, medio y grave).

o   imprimir a las palabras distintos niveles de intensidad o volumen

o   cambiar la entonación o secuencia de los sonidos

o   poner cuidado en la dicción o manera de pronunciar las palabras

o   controlar la velocidad a la que habla

o   utilizar un ritmo adecuado u ordenación armoniosa y regular de las palabras

o   poner énfasis en los lugares donde corresponden los acentos y el número de sílabas de las palabras

o   emitir la voz en toda su plenitud, sin vacilaciones, temblores ni balbuceo.

o   emplear gestos o movimientos del rostro y de las manos, acorde con el contenido de la explicación, mientras habla

o   auxiliarse de medios audio-visuales cambiantes, dotados de colores brillantes, sonidos atractivos y movimientos, que estimulen periódicamente distintos órganos de los sentidos

o   anunciar con anticipación el asunto que va a tratar el día siguiente; ofrézcales un avance que avive su curiosidad, que le cree expectativas por estudiarlo

o   proveer, al estudiante, siempre que sea posible, de un ejemplo práctico o una anécdota breve, y si estos tienen vinculación con su vida cotidiana, hágaselo saber

o   si el tema nuevo tiene relación con conocimientos anteriores ya estudiados, ayúdelo a encontrarlos y a hacer las sinapsis para buscar los circuitos que lo lleven a los archivos donde se encuentran guardados y con ellos, asistirse en el procesamiento de los más recientes

o   en la introducción de la clase, hágale conocer de manera explícita el contenido del tema, para que al momento de impartirlo, los estímulos provocados vayan dotados de «reflectores» que alumbren el camino que van a transitar en las neuronas, evitando baches, obstáculos, rumbos incorrectos y confusiones

o   comience su actividad docente con la parte del tema más fácil de comprender y deje para el final los segmentos más complicados; transite en el cerebro del alumno de lo simple a lo complejo, para inicialmente captar su atención involuntaria y después valerse de algún procedimiento para incentivar y apropiarse de la atención voluntaria

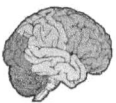

Uno de los mejores estímulos para atender, es entender la explicación.

Debo señalar que en la atención intervienen:

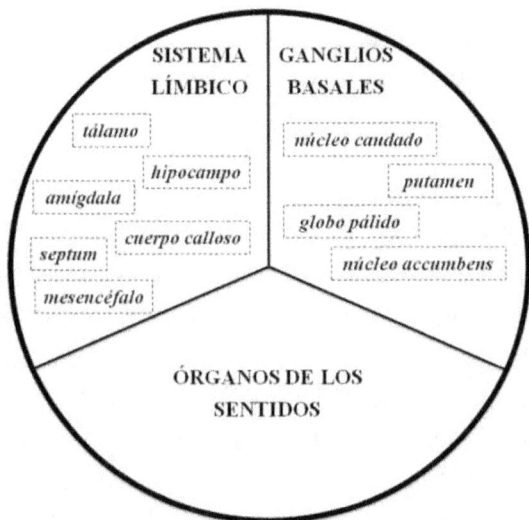

Sin entrar en detalles, fíjese solamente en el número de los elementos anatómicos cerebrales que intervienen en la atención, sin hacer énfasis en las conexiones y relaciones que deben establecerse entre ellos para que el alumno atienda al maestro.

Conclusión: ¡La atención es una compleja función cerebral!

Técnica #4
Mantener un ambiente docente adecuado
El maestro tiene, como primera medida, garantizar un ambiente en el aula propicio para que los mecanismos neuronales de sus alumnos funcionen de manera adecuada.

Sería de mi parte una perogrullada, el decir que cuando el ambiente es favorable, se facilitan, a nivel neuronal, los procesos anatómicos y funcionales del aprendizaje.

Eric Jensen, autor del libro *Enseñando con el cerebro en la mente*, recomienda, antes de añadirle al ambiente del aula elementos positivos, eliminar los negativos, como serían a mi juicio:

- las amenazas
- poner a los alumnos en situaciones incómodas
- señalarlos con un dedo índice acusador
- darles un ultimátum
- mantenerlos retenidos en la escuela después de clase
- humillarlos
- utilizar sarcasmos
- intimidarlos o desafiarlos

Jensen plantea que no existen evidencias de que las amenazas sean efectivas para obtener los objetivos académicos. Creo que este criterio pudiera ser valorado. Tal vez «amenaza» no sea el vocablo más apropiado a utilizar, pero no es menos cierto que para los alumnos indisciplinados, una «advertencia» a tiempo, construida con vocablos correctos, pronunciada con voz firme y respetuosa, puede funcionar a las mil maravillas.

Y concluye: «Una vez desaparecidas las amenazas, podemos empezar a enriquecer el proceso» y yo añado, parafraseándolo: «Una vez evaporadas las indisciplinas, con una exhortación, aviso o consejo, obtendremos un ambiente adecuado para emprender nuestras actividades docentes».

Es bueno señalar que una condición importante que tiene que tener un maestro es poseer la personalidad y el carácter para poder controlar la disciplina en el aula. En encuestas que hemos realizado con personal con que he trabajado, me han respondido de manera extraoficial, que los maestros consumimos entre el 40 y el 60 % de nuestro tiempo en el control de la disciplina en el aula, en dependencia de las características y ubicación de la escuela, para tratar de mejorar el ambiente. No tenemos la menor duda de que si esto se logra, los órganos de los sentidos y las neuronas de nuestros alumnos van a trabajar con más eficiencia.

Estamos seguros de que el árbol dendrítico de nuestros alumnos creara más ramificaciones y convencidos de que el tronco neuronal se revestirá de una mejor capa de membrana celular y se extenderá buscando con avidez dendritas para establecer más sinapsis. Sabemos que es indudable que los espacios sinápticos adquirirán mayor plasticidad.

Ahora bien, el meollo de esta situación sería cómo lograrlo. Seamos optimistas o realistas e imaginémonos que somos capaces de controlar el ambiente del aula, o que existen maestros que son capaces de hacerlo (y de que los hay, los hay). ¿Cómo podemos, con mejores actividades, incrementar y alimentar con más calidad el proceso de aprendizaje del cerebro?

Hay neurofisiólogos que señalan que los efectos nocivos del estrés y las amenazas tienden a interferir en los mecanismos de aprendizaje del cerebro de los alumnos. Estamos totalmente de acuerdo con los hallazgos referidos en los diversos trabajos científicos, pero a mi juicio, sería una pérdida de tiempo analizarlos, porque como ya he dicho, existen escuelas donde no hay otra opción, o el maestro se tiene que convertir en el dueño, amo y señor absoluto de la disciplina del aula, o pierde su control.

¿Actúo en el aula o me inhibo, atendiendo a los resultados obtenidos y recomendados por las personas que han estudiado las nocivas consecuencias del estrés y las amenazas en los alumnos? ¿Cumplo con mi deber de mantener la disciplina en el aula, a costa de una posible consecuencia docente nociva en mis alumnos?

Mi recomendación final a los maestros es que, bajo ningún concepto dejen de ejercer su autoridad frente a los alumnos de conducta inapropiada por el temor de provocarles estrés o una sensación de amenaza que les pueda alterar los mecanismos cerebrales del aprendizaje, teniendo en cuenta que esta clase de alumnos acuden al aula a interrumpir y alterar el ambiente docente y no tienen ningún interés en aprender. O mejor aún, llévelo al pasillo, cerca de la puerta del aula y en voz baja, hágale los señalamientos que estime pertinente. Como ya les señalé, su bloqueo está pre-establecido. Su función es defender a los buenos, que ya vienen vacunados contra estos dos potenciales enemigos del aprendizaje: el estrés y la amenaza.

Técnica #5
Despertar el interés personal

Para que el alumno lleve el proceso cerebral del aprendizaje de principio a fin, el tema tiene que despertar en él algún interés, y es fundamental que reconozca la importancia que este va a tener en su vida actual y futura.

Claro está, no siempre le es posible al maestro buscarle alguna relación con la existencia del alumno, pero en la misma medida que este principio se logre, nuestro objetivo final, que le preste atención al tema y se lo aprenda, está garantizado.

Provoque el interés de sus alumnos por el tema a estudiar, inclínelo anímicamente a su estudio mediante una explicación, para que sea consciente del provecho, utilidad y valor que tiene este. La colaboración psíquica del estudiante es un elemento fundamental del proceso de aprendizaje del cerebro.

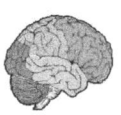

> RECUERDA QUE una clase puede ser recordada si provoca motivación, interés, placer intelectual, emoción y alegría. Por el contrario, si para el estudiante esta fue insensible, indiferente, aburrida, será extraordinariamente difícil que la recuerde.

El interés aviva el entusiasmo, incrementa la capacidad de aprender, de razonar, de fijar la atención; es la fuerza que pone en tensión los órganos de los sentidos, es el combustible que hace mover con ímpetu la nave de los estímulos, es la energía que desencadena los mecanismos electro-químicos de las neuronas.

Cuando el alumno atiende con interés, la asimilación es más constante, más profunda y entusiasta, se incrementa la claridad con que capta los conceptos, procesa mejor la información y la almacena más organizadamente.

Técnica #6
Suministrar el día antes un avance del próximo tema

Para crear expectación en los estudiantes, debe despertar su curiosidad y atraer su atención, debe motivarlos a que revisen el tema con anticipación. Es conveniente, el día antes, proporcionarles fragmentos interesantes del próximo tema. Parte de la información a impartir que se adelanta, se explicará al siguiente día.

Este procedimiento, es decir, los avances o fragmentos de algo que se va a proyectar antes de su estreno con fines publicitarios, funciona con las películas y en la televisión, con las novelas que próximamente van a ocupar un espacio en la programación cotidiana, así como con algunos productos que en breve, harán su aparición en el mercado.

Si todo esto ha tenido éxito, ¿por qué no utilizarlo en clases?

Se conoce que los estudiantes se ilustran más y mejor cuando se les informa sobre la materia que van a aprender. Esta previa notificación les facilita acondicionar sus estructuras cerebrales para recibir la actividad docente del maestro. De ahí que sea conveniente, con anticipación:

• aconsejarles que lean algún material relacionado con el tema que usted va a exponer

• explicarles cuáles son sus objetivos, antes de desarrollar el tema

• enunciarles con claridad el título y el contenido del tema que usted va a tratar

• informarles los temas anteriores con los que tiene alguna vinculación, para que los alumnos vayan acudiendo a los archivos de su memoria de larga duración y detecten conocimientos archivados que les van a ser de utilidad para aprenderse el nuevo tema.

Este paso es decisivo, hay que hablarles claro y preciso de cuáles son nuestros objetivos —ya planificados en nuestro plan de clase, teniendo en cuenta el cerebro de los estudiantes en nuestra mente—, en una breve introducción adornada con la capacidad oratoria del español Emilio Castelar o con una filípica del ateniense Demóstenes, famoso por su discursos.

Para facilitar el aprendizaje, es indispensable que los alumnos reciban de antemano un preámbulo sobre el tema que vamos a abordar; no es cuestión de exponérselos de manera taimada o encubierta, que le obliga a invertir una parte importante de su capacidad intelectual en adivinarlo, mientras mantiene sus neuronas en un estado perjudicial de confusión, hasta conseguirlo.

Si es posible, del tema que se va a explicar, precísele cuáles son los aspectos más importantes en los que deben fijar su atención y que usted aconseja que son los que deben memorizar (enseñando de acuerdo a cómo aprende el cerebro).

Pongamos un ejemplo:

«El tema que voy a tratar es el Sistema Nervioso y deseo que en el día de hoy le presten especial atención al estímulo y la respuesta. Repito: al estímulo y la respuesta. Nuestro objetivo será que ustedes se aprendan el concepto de estímulo y respuesta y comprendan su interrelación.»

Técnica #7
La enseñanza en escalera ascendente

Enseñe el tema en cuestión siguiendo un principio docente al que denomino «la enseñanza en escalera ascendente», cuyo enunciado es el siguiente:

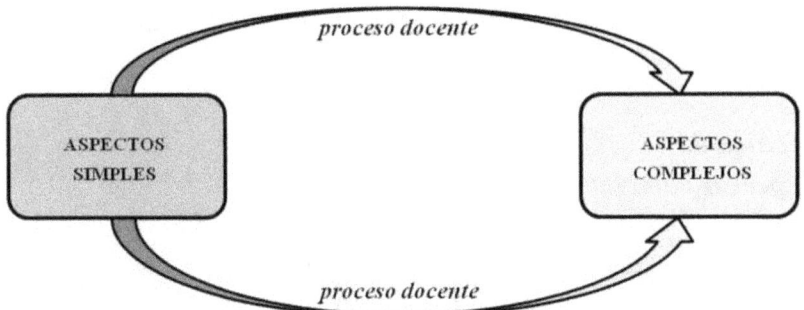

Figura X-1. El proceso docente fluye desde los aspectos simples hacia los complejos.

Si queremos expresarlo de manera más práctica, tenemos que ir del fenómeno a la esencia; no podemos ascender a la cima del conocimiento saltando peldaños, ni alcanzar los centros cerebrales donde este se elabora, brincando neuronas.

Si lo llevamos a cabo de esta forma, perderíamos el concepto integral del tema, los confundiríamos mentalmente y podrían caer en el pozo de la ignorancia.

Veamos un ejemplo relacionado con un tema de Medicina. Es irracional enseñarle a un estudiante los síntomas de una enfermedad si no le enseñamos previamente los conceptos necesarios sobre la anatomía y fisiología del cuerpo humano. Jamás entenderían los mecanismos fisiopatológicos o de producción de la enfermedad.

Técnica # 8
La calidad de la transmisión sensorial
Los órganos de los sentidos son la puerta de entrada de los estímulos físicos informativos que el cerebro va a interpretar y procesar y, la calidad de su elaboración, dependerá de la eficacia con que sean recogidos.

Si el alumno comete algún error en la recepción de los estímulos informativos enviados por el maestro, su transferencia contendrá componentes falsos y el cerebro no los procesará adecuadamente.

Técnica #9
Expresar con claridad la información

Cuando necesite transmitir determinado conocimiento a unos alumnos, es condición *sine qua non* que usted entienda el tema, que tenga un dominio absoluto del mismo, que no exista en este un solo aspecto en el cual usted tenga duda, porque de no ser así, será improbable que los educandos puedan entender y procesar la información. No es posible enseñar con claridad un tema que para el maestro está oscuro.

Cuando los maestros estamos confeccionando el plan para la clase que nos corresponde impartir, debemos poner especial énfasis en este importante aspecto. Y a partir de aquí, para obtener el éxito deseado, les sugiero adopten las siguientes medidas:

1. aprendernos bien el tema
2. tratar de utilizar el lenguaje más comprensible
3. valernos de material de apoyo: retro-transparencias, láminas, pizarrón, presentaciones en PowerPoint, videos, etc.
4. hacer énfasis en los conceptos fundamentales
5. repetirlos tantas veces como creamos que sea necesario y conveniente
6. involucrar al estudiante en el tema haciéndole preguntas, dejando que lea las retro-trasparencias en alta voz para que fijen su atención
7. mantener una buena disciplina en el aula, que le permita al estudiante concentrarse en la actividad docente

He enumerado algunas recomendaciones y estoy seguro que usted podrá añadir a esta lista muchas otras.

Esta técnica, dirigida a hacer la información más comprensible, es un aspecto fundamental para el maestro. Al llevar a cabo una explicación, debe poner especial cuidado en utilizar solo vocablos que usted supone son comprensibles para los alumnos, y si tiene necesidad de emplear alguno que se preste a confusión, no escatime tiempo, explíquelo detalladamente, porque tal vez este sea un eslabón fundamental para unir dos neuronas.

Usted está tratando de enviar un mensaje informativo, redáctelo de la manera más clara posible y utilice las vías más expeditas de que disponga.

Pero no solo se trata, como veremos en otras páginas de este libro, de emplear palabras y oraciones comprensibles, sino que tan o más importante, resultan el orden, la secuencia y la organización con que estas se construyan.

Cincuenta palabras pronunciadas, cuyos significados son conocidos por el alumno, formando cinco oraciones correctamente construidas y cada una de ellas, fáciles de entender, pero en un orden incorrecto, constituyen para este un verdadero jeroglífico indescifrable.

Técnica #10
Comprobar si entendieron las explicaciones

El maestro no puede quedarse tranquilo ni conforme pensando que realizó su exposición de manera clara y comprensible; es necesario que lo corrobore, que confirme si los estudiantes fueron capaces de captar el mensaje que él quiso transmitirles.

Y para poderlo asegurar, le es indispensable efectuar actividades escritas u orales dirigidas a este fin, las cuales deben concebirse y plasmarse durante la confección del plan de clase.

Cuando el maestro diseña actividades prácticas en el aula para tener evidencia de si los alumnos asimilaron los conocimientos que les transmitió, existen en sus resultados, dos posibilidades:

1. demostraron que asimilaron y comprendieron los conocimientos, lo cual constituye motivo de alegría para los estudiantes, ya que les refuerza la autoestima y constituye un incentivo

para su motivación en las siguientes clases. Este tipo de comprobación debe tener un carácter *sui géneris*, ser ajena a las pruebas y exámenes y no requiere una calificación; es un ejercicio práctico de ayuda, y también una brújula para el maestro, ya que le sirve para percatarse si sus actividades docentes están orientadas por el camino correcto.

2. demostraron que no entendieron. Es labor del maestro que estos efectos no se conviertan en una influencia negativa para su valoración personal, sino que le sirvan de acicate a fin de corregir errores y reparar en la metodología del estudio, para duplicar los esfuerzos intelectuales: «es de sabios rectificar».

a) PREGUNTAR – Este es un recurso que tiene el maestro para determinar si el alumno comprendió el tema desarrollado, o también cuando desea poner énfasis en un concepto específico de ese conocimiento, y de esa manera facilitar su traslado a la memoria de larga duración.

El estudiante, para responder, razona, activa eléctricamente sus neuronas, libera en las sinapsis neurotransmisores químicos (glutamato), excita y refuerza las conexiones de sus redes neuronales formadas con el contenido de la pregunta, busca en los archivos de su memoria de larga duración en la corteza cerebral conocimientos relacionados con ella y los elabora en su corteza pre frontal para recuperarlos, analizarlos, razonarlos y tratar de contestar la pregunta.

Si la respuesta es incorrecta, respóndala usted de la manera más delicada posible, no se la asigne a otro alumno, porque de contestarla adecuadamente, el primer estudiante se puede sentir humillado.

Si la respuesta es correcta, después de felicitar al estudiante, pregunte si algún otro alumno quiere añadir algo para mantener al colectivo de estudiantes elaborándola cerebralmente.

Para obtener resultados óptimos, el maestro debe cumplimentar lo siguiente:

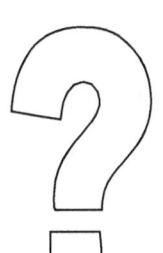

SELECCIONAR LA PREGUNTA ADECUADA

FORMULARLA CON UNA CONSTRUCCIÓN QUE SE ADAPTE A LOS OBJETIVOS QUE SE PERSIGUEN

PROVEER AL ESTUDIANTE EL TIEMPO NECESARIO PARA QUE LA PROCESE MENTALMENTE

b)   SOLICITAR AL ALUMNO QUE EXPLIQUE EL TEMA – Téngase en cuenta que cuando un alumno habla sobre un tema:

o   ejercita su vocabulario

o   pone en función todos los circuitos que sus neuronas han establecido sobre el asunto

o   actualiza los conocimientos afines guardados en su memoria de larga duración

o   sus dendritas establecen nuevas conexiones

o   se consolidan las sinapsis recién formadas

o   le permite al maestro corregir los errores de concepto que tenga el alumno

o   posibilita aclarar confusiones en el contenido del tema

o   le ayuda a ordenar sus pensamientos

o   y todas estas eventualidades contribuyen a que el alumno lo memorice

No tenga la menor duda de que preguntar es un elemento excelente para ayudar al cerebro a procesar un concepto, para comprobar si los alumnos comprendieron el tema explicado y verificar si memorizaron los conceptos fundamentales que usted se propuso.

Técnica #11
La organización de la información transmitida

Organice la información que va a enseñar y distribúyala de manera conveniente de acuerdo con su contenido. Es decir, «penetrando» en el cerebro del estudiante, con una secuencia lógica y un encadenamiento racional, con una continuidad sensata, como si estuviéramos construyendo un camino con las neuronas, conectando las sinapsis con extremo cuidado, emitiendo neurotransmisores de glutamato con pulcritud acrisolada, labrando un esquema fácil de transitar, difícil de olvidar. El maestro debe tener como objetivo el transmitir la información al estudiante de forma tal, que esta le ayude a establecer conexiones en su cerebro para que la pueda almacenar en su memoria de larga duración.

Un alumno no puede memorizar una información desorganizada, porque el cerebro no la procesa, sus neuronas no logran hacer sinapsis, en su red neuronal se crea un problema de tráfico de palabras y oraciones; los estímulos docentes del maestro no desencadenan la actividad electro-química adecuada, los «semáforos» no funcionan y se produce un «embotellamiento» de conocimientos, una confusión de vías y ningún vehículo informativo podrá llegar a su destino final.

El cerebro aprende construyendo circuitos organizados con sus neuronas, reorganizándolos y recorriéndolos cada vez que utilice esa información.

Al confeccionar el plan de clase, hágalo de forma tal que las enseñanzas se transporten en una secuencia lógica; utilice un mapa conceptual, un esquema o cualquier otra actividad docente que prefiera. En cuanto al contenido, colóquelo en un orden lógico que vaya de lo claro a lo confuso y en conexión uno con otro, para que de esta manera se le facilite la comprensión del próximo nivel más complicado, de tal forma que permita de manera fácil al cerebro «alambrar» las neuronas con los conocimientos fundamentales y revestirlos y adornarlos con los menos importantes.

No dé brincos ni saltos, todos los conocimientos deben llevar un encadenamiento sensato, comprensible. Piense que está impulsando y trasladando nociones relacionadas, de una neurona a otra, que tiene que encender el interruptor en cada una de las dendritas para activar la corriente eléctrica informativa y estimular las terminaciones de los axones a nivel de las sinapsis, a fin de que liberen los elementos químicos, es decir, los neurotransmisores de glutamato que contienen la información, para que alcancen las próximas dendritas de otras neuronas y así ir formando de este modo una vía, un sendero, que tendrá que ser transitado cada vez que el alumno lo necesite para usar este conocimiento.

Técnica #12
Valorar la cantidad de información transmitida
No trate de abarcar toda la materia que tiene que explicar en una sola sesión prolongada. El cerebro del estudiante tiene una capacidad de aprender, y el tiempo que necesita para procesar la información es «oro», y debe respetarse, no se puede violentar porque los resultados son catastróficos.

Es decir, este binomio: CANTIDAD DE INFORMACIÓN y TIEMPO NECESARIO PARA ELABORARLA EN EL CEREBRO, son elementos importantes con los que el maestro tiene que confeccionar un plan de clases que los mantenga en un equilibrio cuantitativo y fisiológico.

Si le es posible, subdivida el contenido. Existe un viejo refrán, pronunciado por Julio César (100 A.C. - 44 A.C., militar y político romano), que contiene una moraleja muy útil para los estudiantes, aplicado al contenido del material a estudiar: DIVIDE Y VENCERÁS.

Es decir, dividiendo el material a impartir en secciones más cortas y simples, será más fácil comprenderlo y aprendérselo. Tenga presente que mientras más minutos consuma explicando una materia, más tiempo necesitará el cerebro del estudiante para procesarla. Como hemos dicho, es preferible explicar menos materia en un período prudencial, que un cúmulo de conceptos en un espacio breve de tiempo.

Técnica #13
Tiempo y aprendizaje del cerebro
El tiempo que el maestro dedica a enseñar una materia, depende de varias características:

EL CONTENIDO DEL MATERIAL – No es igual el tiempo requerido para enseñar una ley de Newton, que el necesario para explicar el ciclo evolutivo del agua. El primer tema es de particularidades abstractas y el segundo es de manejo diario.

LA EXTENSIÓN DEL MATERIAL A ENSEÑAR – Para que el cerebro del estudiante comprenda y procese una información se requiere de cierto período de tiempo y, mientras más compleja y extensa sea la información recibida, mayor será el tiempo que demandará.

CARACTERÍSTICAS ANÁTOMO-FUNCIONALES DEL CEREBRO – No todos los estudiantes poseen la misma estructura en su masa encefálica, ni tampoco todos los cerebros de un aula funcionan con la misma calidad y velocidad.

Diversos son los factores que intervienen en la configuración y desempeño celular de este valioso órgano, que el maestro ignora cómo han incidido en sus alumnos; tampoco tiene la posibilidad de realizar una prueba psicométrica a cada uno de ellos para saber sus cocientes de inteligencia, y por este motivo debe tener la habilidad de confeccionar un plan de clase suponiendo que su población estudiantil tiene como promedio entre 90 y 110, que son las cifras que tiene el 50% de las personas.

Los maestros conocemos que existen estudiantes que para aprender un material requieren menos tiempo que otros, y este grupo no debe ser el patrón del maestro para enseñar, sino los más lentos. Si tiene que pecar, es preferible que peque por defecto y no por exceso en la velocidad docente que emplee.

El aprender no es una competencia y el enseñar no se puede encasillar en un determinado período de tiempo. Es por ello que el maestro debe adecuar el tiempo que utiliza para enseñar a las características del tema y a las de sus alumnos.

Recuerde que en la misma medida que usted consume tiempo para explicar un tema, el alumno lo necesita para procesar la información.

El aprendizaje debe distribuirse en varias unidades, con un adecuado receso entre ellas. Es importante explicar solo breves conceptos, dándole tiempo al cerebro de los alumnos para procesar la información recibida. Mientras este disponga de más tiempo para elaborarla, más recordará de ella. Si usted necesita hacer una larga exposición, provea a sus estudiantes de recesos adecuados.

Los conocimientos en el cerebro, como los fetos en el útero, necesitan tiempo para su formación. La gestación de la información que se almacena en la corteza cerebral, requiere de condiciones óptimas para que llegue felizmente a término.

Tenga presente durante sus actividades docentes, que el cerebro del estudiante cada cierto tiempo necesita un receso para poder procesar la información recibida y, mientras más compleja y extensa sea esta, mayor será el tiempo que requiera.

Técnica #14
La vinculación de los conocimientos
Es importante relacionar el tema a impartir con materias ya explicadas o con la vida diaria de los estudiantes, ya que esto facilita que se despierte el interés, la motivación y la atención en estos, es decir, el trípode ideal para sostener firmemente ese conocimiento en el cerebro.

VINCULADO CON NOCIONES ANTERIORES – Siempre que vaya a enseñar un tema nuevo, trate por todos los medios de vincularlo con uno explicado con anterioridad y resalte las relaciones que tiene con el que va a desarrollar. El objetivo es que sepa, mientras el cerebro procesa la información nueva, a dónde acudir para hacer asociaciones o buscar conocimientos previos para que se comprenda mejor y se facilite establecer conexiones entre sus neuronas.

A medida que el maestro desarrolla el tema que quiere enseñar, este estímulo informativo penetra hasta el hipocampo, desde donde envía señales a la corteza cerebral, lugar en que reside la memoria de larga duración, con el fin de escudriñar si existe allí almacenada alguna información relacionada con el tema, para utilizarla, realizar asociaciones y entender mejor su contenido.

De no existir, de encontrarse los archivos neuronales desprovistos de material afín al tema en cuestión, es evidente que los alumnos presentan un grado mayor de dificultad para comprender, procesar y razonar las explicaciones del maestro.

Exhorte a sus educandos a que empleen el recurso de semejanza, que le busquen al asunto que tienen que estudiar algún parecido con elementos conocidos, ya expresados en actividades docentes anteriores y que tengan puntos coincidentes con el actual.

De esta forma se esclarecerán dudas e incertidumbres que tengan los alumnos, se viabilizarán los estímulos neuronales, se establecerán nuevas conexiones, se consolidarán las sinapsis ya radicadas y se almacenarán con calidad y en mayor cantidad los nuevos conocimientos, para que sean localizados con más facilidad y utilizados a plenitud cuando sea necesario.

Cuando un alumno escucha las explicaciones del maestro, de manera inconsciente su cerebro busca azarosamente, en las zonas de la corteza cerebral, conocimientos almacenados en su memoria de larga duración que estén relacionados con la nueva información, y si no los encuentra, sus neuronas se quedan tristes, desprovistas de ayuda para entender las instrucciones que les están transmitiendo. Si por el contrario los encuentra, el intelecto se excita, se alegran las células cerebrales, y los guían por los circuitos correspondientes para unirlos a las recién llegadas, con el fin de que le ayuden a procesar la información que les visita.

Resumiendo, podemos decir que si el cerebro de un estudiante recibe del maestro una información que tiene que aprender, su asimilación dependerá, entre otros factores, de los conocimientos previos que tenga u otros que estén relacionados con esta, que estén almacenados en su memoria permanente, para procesarla y entenderla a cabalidad. Si no posee ninguno, le será muy difícil comprenderla y sus neuronas transportarán una carga informática exclusiva, única, sin «amigos» ni «familiares».

Si por el contrario, ya es portador de una base de datos sobre la materia bien archivada, le será más fácil transportarla, y viajará por sus conexiones neuronales con luz verde en todos los «semáforos» de las sinapsis.

VINCULADO CON LA VIDA DIARIA – Los seres humanos memorizamos con más facilidad los asuntos que están relacionados con la actividad práctica cotidiana.

Al alumno no le es difícil memorizar el número de teléfono de su casa, la letra de una canción preferida, la dirección de la escuela, la ubicación de las aulas en las que estudia, y la técnica del uso de la computadora.

Por este motivo, si el alumno puede encontrar alguna vinculación práctica al tema sobre el cual el maestro está disertando, con seguridad que le dedicará más atención, mayor concentración y lo memorizará de manera más simple.

Técnica #15
La estimulación de múltiples órganos sensoriales

El maestro tiene que ser consciente de que la trasmisión de los conocimientos que él quiere llevar al alumno, se realiza mediante la provocación de estímulos a receptores de los órganos sensoriales que los conducirán hasta el cerebro, como ya se ha explicado. Es lógico pensar que en la misma medida en que intervengan más órganos sensoriales en su recepción y trasmisión, la información viajará con más intensidad y calidad.

En el cerebro, estos estímulos eléctricos continuarán su viaje intelectual a través de las neuronas, las cuales emplean sus arbóreas prolongaciones denominadas dendritas, para captar la información, conducirla hasta el cuerpo celular, y de ahí continuar por una única prolongación, el axón, hasta su terminación, donde esta energía en forma de señales eléctricas excita unas esferas o vesículas llenas de una sustancia química neurotransmisora (glutamato) —cuya función es ampliar y modular las señales eléctricas—, a cuyos componentes, como una carrera de relevo de carteros, le pasan la información, con la cual atraviesan un espacio llamada sinapsis, hasta alcanzar las dendritas de la neurona post sináptica, a la que los neurotransmisores también le trasladan la información, pero convertida de nuevo en un estímulo eléctrico. De esta manera viajan en la siguiente sucesión: estímulo eléctrico-dendrita → cuerpo celular → axón → vesículas → neurotransmisores químicos → sinapsis y de nuevo la cadena, hasta su destino final, el hipocampo, para convertirse en memoria recién almacenada.

Es imperioso que usted sepa que el conocimiento adquirido es más veraz y confiable en la misma medida en que en su adquisición intervenga el mayor número posible de órganos de los sentidos.

Si estudiamos un asunto únicamente leyéndolo en silencio, solo actúa el sentido de la visión, y su almacenamiento será exclusivamente en los sitios relacionados con la vista, fundamentalmente en el lóbulo occipital del cerebro; pero si leemos en voz alta, también interviene el sentido de la audición, ubicado en el lóbulo temporal izquierdo. Y si mientras leemos, podemos además palpar un modelo o maqueta relacionada con el tema de la lectura, la asimilación será más efectiva.

¿Cómo evitar que un alumno se equivoque en la interpretación de un concepto? Auxiliándose de varios de los órganos de los sentidos.

Técnica #16
La compartimentación de la información

En diversas partes de este libro hemos hablado de la cantidad de información transmitida, del espacio de tiempo en que se debe recibir una información y de la organización que debe llevar, pero aquí quiero establecer el criterio de la enseñanza por compartimientos.

El tema que debemos impartir debe ser solo uno, no podemos mezclar conocimientos, mucho menos cuando no tienen relación uno con otro, pero aun en el caso de que tengan nexos, debemos ser cuidadosos y no abarcar más de lo que debemos. Recuerden que me estoy refiriendo al cerebro de nuestros estudiantes y si reciben dos temas que no sintonizan uno con otro, ya se pueden imaginar las consecuencias que tendrá en la masa encefálica.

Técnica #17
La variación del estímulo

Cuando un maestro comienza a explicar un tema (estímulo), si se mantiene durante un tiempo muy prolongado sin variaciones y con voz monótona, los receptores sensoriales del alumno se acostumbran a las excitaciones y decae la receptividad.

Al variar el estilo con que se está enseñando, visual y auditivo, se evita la fatiga que resulta de extender el estado de atención.

Técnica #18
La inhibición del aprendizaje
Si bien el aprendizaje se puede estimular, también es posible inhibirlo. Al igual que existen neurotransmisores que excitan las neuronas, también los hay que las inhiben y bloquean el impulso informativo electro-químico.

Existen causas que pueden ocasionar esta desagradable y perjudicial respuesta en el cerebro del estudiante, entre ellas pueden citarse: señalarle faltas, emplear sarcasmos o avergonzarlo en público y otras. Una de las más frecuentes es la amenaza, que puede provenir del maestro o de algún estudiante abusador que exista en la clase.

Definimos la inhibición como una respuesta psicofisiológica a una amenaza percibida por el alumno, acompañada por un sentimiento de impotencia, temor o ambos. Además, entendemos por amenaza un estímulo que provoca miedo. La inhibición es un concepto importante para entender por qué cuando los alumnos la presentan, muestran conductas negativas frente a la enseñanza de sus maestros y comportamientos inconscientes que les impiden asimilar los conocimientos que se les transmiten.

Técnica #19
La repetición de la información
¿Cómo viaja la información en el cerebro? Un estímulo sensorial al cerebro —una frase dicha por el maestro, una imagen proyectada u otro—, provoca un impulso en la célula nerviosa o neurona, que viaja por el axón, hasta el espacio donde se enfrentan dos neuronas, denominado hendidura sináptica. Y presten atención, porque he dicho «donde se enfrentan» y no «donde se unen», porque el axón de una célula nerviosa no se pone en contacto con la dendrita de la neurona subsiguiente, sino que se queda a cierta distancia, cuya dimensión se conoce y es de alrededor de una millonésima de pulgada, por lo que existe un espacio que es al que se denomina hendidura sináptica.

El estímulo nervioso se transmite a lo largo del axón hasta llegar a la parte terminal de este, donde existen unas pequeñas cavidades denominadas vesículas sinápticas, llenas de sustancias químicas —los ya conocidos neurotransmisores, de los cuales, los más conocidos son el glutamato, la epinefrina, la serotonina, la dopamina y la acetilcolina—, que al ser estimuladas, liberan parte de su contenido y viajan con el estímulo informativo hasta las dendritas, a las cuales estimulan, para volver a iniciar su viaje: dendrita → axón → sinapsis → dendrita → axón → sinapsis.

De esta forma se repite la secuencia del estímulo informativo de neurona a neurona, hasta llegar a los centros de memorización en la corteza cerebral, donde se archiva la información para ser utilizada cuando sea conveniente.

No existen dudas de que si el estímulo recibido es repetitivo, la información almacenada será de mayor (o mejor) calidad.

Del conocimiento sobre cómo viaja la información hacia sus centros de almacenamiento, se obtienen criterios para mejorar la enseñanza del alumno.

La repetición de un concepto mejora la calidad de las conexiones neuronales, y este beneficio permite relacionarlo con experiencias pasadas, facilitando su almacenamiento.

Está demostrado que mientras más frecuentemente un alumno realiza una tarea intelectual o manual, o recibe una información verbal, más fácilmente la irá realizando o aprendiendo. Esto se debe a que cuando repetimos una tarea o recibimos una información, las conexiones nerviosas que se efectúan en el cerebro, debido a los estímulos sensoriales recibidos repetidamente, se van estructurando con más eficacia y fortaleza. Podemos decir que el cerebro es una órgano plástico, que se fortalece, pero no de la forma muscular, sino intelectual. El cerebro va aprendiendo, cada vez con más capacidad, a asimilar los conocimientos que le llegan a las vías nerviosas a través de los sentidos.

Si analizamos lo que está sucediendo en el cerebro, podemos imaginar que al principio la tarea es más difícil, debido a que las estructuras nerviosas, neuronas y sinapsis, tienen que identificar la información que están recibiendo, procesarla, descifrarla, comprenderla, asimilarla, asociarla a conocimientos anteriores y memorizarla. Pero a medida que los mismos estímulos las vuelvan a excitar, el resto de los pasos que le siguen transcurre más fluidamente, por caminos ya transitados, por estructuras nerviosas y sinapsis ya establecidas.

Digamos que es igual o semejante a cuando un maestro viaja por primera vez en su automóvil a la escuela donde trabaja. Se le hace más difícil, se demora más tiempo, porque tiene que establecer los mecanismos mentales de aprendizaje de todas las características e incidencias de este viaje. Cuando lleva un mes realizándolo, ya se conoce todos los baches, las curvas, los semáforos, los sitios de más peligro que existen en el camino, hasta llegar al momento en que le sería posible llevarlo a cabo con los ojos cerrados. De igual manera aprende el cerebro.

Llevemos estos conocimientos al aula, enseñemos con los órganos de los sentidos y los cerebros de nuestros alumnos en nuestro pensamiento. Y para poner en práctica este concepto: ¿qué debemos hacer?

• dejarle saber al alumno qué «tipo de viaje» vamos a realizar, es decir cuál es la materia que queremos que él aprenda

• es necesario informarle de todas las «incidencias del viaje», es decir, darle una explicación completa de la materia que le vamos a enseñar

• si «el viaje» es complicado, no se lo podemos enseñar todo en un día, es decir, si la materia es compleja, debemos utilizar tantos días como sean necesarios

• tenemos que describirle «el viaje» de la forma más diáfana posible, ser explícitos en nuestras explicaciones

• sería más efectivo para que se aprenda el camino, utilizar medios que ayudaran a su comprensión, tales como mapas, fotos, o cualquier otro medio audio-visual, los cuales apuntalan las explicaciones de la materia que se enseña

• lo ideal sería montarlo en un vehículo, e inicialmente llevarlo a recorrer el «camino cultural» y después, que él tome el timón y haga por sí mismo el recorrido. El maestro tiene que analizar si el tema que está enseñando se presta para ser llevado a la práctica. En el caso de algunas ciencias, pudiera ser una actividad de laboratorio; si se tratara de las matemáticas, sería que el estudiante por sí solo, realizara las operaciones aritméticas indicadas por el maestro; y si fuera de las ciencias sociales, podría ser visitar algún lugar histórico, insertando al alumno en el lugar de los hechos que se han explicado

• jamás se puede sentir seguro el maestro, ni creer que porque explicó una vez una materia, su función pedagógica terminó. No, no, y mil veces no

Conociendo ya cómo aprende el cerebro, una materia hay que explicarla tantas veces como sea necesario. Y ya sabemos que mientras más se explique, los mecanismos senso-neuronales se establecerán con mayor calidad, y esto le permitirá al cerebro procesar la información recibida en menos tiempo y con un mayor nivel de comprensión. La repetición por parte del profesor o del alumno del tema explicado consolida, fortalece e incrementa las conexiones que se han creado entre las neuronas en los centros de la corteza cerebral, donde se depositan los conocimientos adquiridos.

De ahí que después de una explicación tenemos que valernos de métodos para conocer el grado de asimilación que los alumnos han tenido, el cual jamás será homogéneo, ya que habrá alumnos que hayan comprendido al ciento por ciento, otros al 50% y otros, no nos sorprendería que no entendieran casi nada. De ahí la necesidad de utilizar preguntas, pruebas, exámenes, que sean cortos y con más frecuencia de lo acostumbrado, pero sin abusar de este método. De esta forma tendríamos una visión más real de los resultados de nuestra actividad docente.

Pero, (y siempre o casi siempre hay un «pero»), recuerde que le dijimos, en otra parte de este libro, que cada vez que usted realice una prueba, pregunta o examen, después de calificarla, tiene, repetimos, tiene que decirle a los estudiantes cuál es la respuesta correcta a cada pregunta. Si usted lleva a cabo una prueba, la califica, y no le dice a los estudiantes cuál es la respuesta correcta de cada una de las preguntas que usted les hizo, lo siento amigo maestro, lo siento mucho, pero usted no está siguiendo correctamente los mecanismos de aprendizaje del cerebro. El cerebro, para aprender, necesita saber cuál es la respuesta adecuada de cada pregunta con certeza, y sin dudas.

No se le olvide, no es la actividad por la actividad, es la actividad por los resultados satisfactorios que se obtengan de esta.

La repetición por parte del profesor o del alumno del tema explicado consolida, fortalece e incrementa las conexiones que se han creado entre las neuronas y los centros donde se depositan los conocimientos adquiridos.

Cuando enseñe un tema, no se olvide de él, dele seguimiento. En la misma medida en que el estudiante vuelva a revisarlo o usted a repasarlo, el alumno lo memorizará mejor.

No existe ningún científico que dude de la importancia de la repetición en el proceso del aprendizaje por el cerebro.

Para hacer énfasis en este aspecto fundamental de la enseñanza, quisiera referirme a las investigaciones realizadas por dos científicos de la Escuela de Medicina de la Universidad de Washington, Van Mier y Peterson, los cuales demostraron, mediante la tomografía por emisión de positrones, que cuando un estudiante realizaba un estudio por primera vez, las áreas del cerebro que procesaban la información se «iluminaban» intensamente y que, a medida que repetía la lectura y se la iba aprendiendo mejor, esta iluminación iba haciéndose cada vez menos intensa. Con estos resultados concluyeron que con la repetición del estudio y el aprendizaje, el cerebro trabaja menos pero más eficientemente.

Llevando estos resultados al nivel anatómico y funcional (eléctrico y químico): cuando un conocimiento es repetido por el alumno, las vías anatómicas por las que transita, se van haciendo más eficaces, más eficientes. ¿De qué forma? Los axones por los que viaja eléctricamente la información se estructuran con más calidad, se aíslan de interferencias foráneas y se cubren de una membrana la cual permite que la información viaje más protegida.

La repetición libera en varias ocasiones los neurotransmisores a nivel del extremo distal del axón, y estos atraviesan el espacio sináptico y se conectan con los receptores de las dendritas de las neuronas que le siguen en la construcción de un circuito neuronal informativo. Estas reiteradas liberaciones de neurotransmisores y sus acoplamientos a los recibidores de las dendritas proximales, consolidan y fortalecen estas conexiones.

¿Qué conclusiones prácticas puede obtener el maestro de los resultados de esta investigación? La importancia de la repetición en el proceso de la transmisión de sus actividades docentes hacia el cerebro de sus estudiantes, pero no la repetición tediosa, cansona, sino la repetición variada, motivacional.

Técnica #20
La fatiga cerebral

El maestro debe conocer que la función de aprendizaje del cerebro tiene un límite de actividad útil, eficiente, a partir de la cual se fatiga y decae su calidad.

Este periodo de actividad, según diferentes investigadores, se calcula sea, en los grados 6 al 12, alrededor de 20 minutos, a partir de los cuales el cerebro necesita descansar. ¿Y qué importancia tiene para el maestro conocer esta característica del comportamiento del cerebro? Pues que al impartir una clase, en vez de transmitir estímulos intelectuales durante un tiempo pro-longado (más de 20 minutos), es preferible que la divida en 2 pe-ríodos de 10 minutos, con un breve lapso de unos 5 minutos, pa-ra que las neuronas puedan descansar y recuperarse.

Resumamos en un listado la metodología, las TÉCNICAS BÁSICAS DE LA ENSEÑANZA CEREBRAL, las cuales debe cumplimentar el maestro para enseñar de acuerdo a cómo aprende el cerebro del estudiante.

#1. Emocionar a sus alumnos
#2. Promover la motivación
#3. Atraer la atención
#4. Mantener un ambiente docente adecuado
#5. Despertar el interés personal
#6. Suministrar, el día antes, un avance del próximo tema
#7. La enseñanza en escalera ascendente
8. La claridad de la transmisión sensorial
#9. Expresar con claridad la información
#10. Comprobar si comprendieron las explicaciones: preguntar, solicitar al alumno que explique el tema
#11. La organización de la información transmitida
#12. Valorar la cantidad de información transmitida
#13. Tiempo y aprendizaje del cerebro
#14. La vinculación de los conocimientos: vinculado con nocio-nes anteriores, vinculado con la vida diaria
#15. La estimulación de múltiples órganos sensoriales
#16. La compartimentación de la información
#17. La variación del estímulo
#18. La inhibición del aprendizaje
#19. La repetición de la información
#20. La fatiga cerebral

Figura X-2. Etapas por las que transita la enseñanza cerebral.

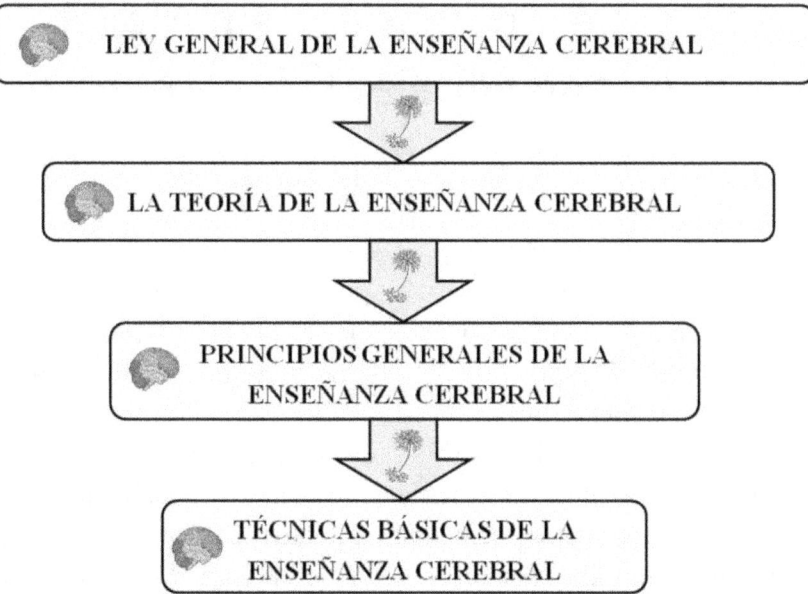

CAPÍTULO XI

El estrés o tensión emocional y el aprendizaje del cerebro

La ansiedad mina el intelecto.

ANÓNIMO

El ESTRÉS fue definido en 1954 por el médico fisiólogo austriaco, nacionalizado canadiense, Hans Selye (1907-1982) como «una respuesta inespecífica del cuerpo humano frente a una demanda que se haga de él».

En el caso particular que nos ocupa, el maestro o el alumno, por no adaptarse mentalmente a estímulos ocasionados por preocupaciones, miedo, ansiedad, irritación, complejos, situación económica, laboral, social, escolar, crean en el cerebro una REACCIÓN DE ALARMA que activa en el organismo múltiples mecanismos hormonales y nerviosos que dan origen a una FASE DE RESISTENCIA a la «agresión» o causa productora; y si esta persiste durante un tiempo prolongado, el maestro o el alumno cae en una FASE DE AGOTAMIENTO en la cual se pierde la capacidad de resistir y se presentan trastornos físicos o psíquicos, como el cansancio y la afectación de las facultades cognitivas —disminución de la atención, la memoria, problemas con el razonamiento—, ocasionados por la elaboración y liberación en las glándulas suprarrenales de determinadas hormonas: el cortisol y la adrenalina.

Entre estos desórdenes está la dificultad del cerebro para procesar adecuadamente la información recibida y la pérdida de la memoria debido a:

o   las alteraciones en el número y estructura de las dendritas o   la afectación de la conducción eléctrica

o   el quebranto en la calidad de las sinapsis y entre las conexiones nerviosas

Todo esto provoca una merma en la capacidad para prestar atención a la actividad docente y una reducción en la habilidad para memorizarla.

El cerebro responde al estímulo estresante con una reacción O FASE DE ALARMA, activando múltiples mecanismos en el organismo y produciendo en el mismo una FASE DE RESISTENCIA que si perdura, provoca un agotamiento psíquico-físico que ocasiona una TENSIÓN EMOCIONAL O ESTRÉS.

Durante las actividades en una escuela, el estrés afecta tanto al estudiante como al maestro, dando motivos a que ambos puedan, en un momento determinado, establecer relaciones personales contraproducentes, tomar decisiones equivocadas y hacer que, en el caso del maestro, este desempeñe inadecuadamente sus funciones docentes y en el del alumno, suceda lo mismo con sus actividades escolares.

¿Causas de estrés en los maestros? La principal causa productora de estrés es el mal comportamiento de sus alumnos, lo cual les impide alcanzar sus objetivos docentes. Pero a esto debemos sumarle que tienen que preparar un plan de clase semanal, otro diario, así como los materiales para utilizar en el aula; recoger y calificar diariamente unos 150 trabajos de clase; controlar la asistencia y anotarla en la computadora; trasladar a este procesador electrónico las calificaciones; tener en cuenta las observaciones de la administración de la escuela; mantener adornada el aula y exhibir los trabajos realizados por sus alumnos; asistir a las reuniones del equipo, del departamento, del director, del sindicato y cualquier otra asamblea no programada que se convoque. Y esto sin contar con los problemas personales que pudiera presentar en su hogar.

Por todos estos motivos, la calidad profesional como educador puede mermar notablemente, el análisis sobre algo en particular en el aula pudiera estar falto de objetividad y verse deteriorado, la validez de las decisiones que adopte verse reducida, las relaciones personales con los alumnos resultar más tensas, todo lo cual puede infundirle un carácter irritable y menos tolerante ante las faltas que estos cometan.

Aunque entre las causas del estrés se han señalado factores personales, sociales y económicos, solo analizaremos los que se relacionan con las características de su trabajo.

Sin duda alguna, el estrés del maestro se produce fundamentalmente debido a las particularidades de su trabajo, y los principales factores son:

• el esfuerzo físico, psíquico y moral que dedica al control de la disciplina de sus alumnos

• la exposición cotidiana, permanente y mantenida a un clima de violencia latente en algunas escuelas

• la frustración de no poder desempeñar a plenitud su profesión, o con el nivel de calidad que desea

• la ausencia de cooperación de los niveles administrativos superiores con las indisciplinas de sus estudiantes, en ciertas escuelas

No hay que ser un sabio para darse cuenta que el estrés de los maestros lo producen diversos factores, entre los que se encuentran los problemas relacionados con las múltiples facetas de su trabajo en la escuela.

Es necesario señalar que cuando la administración de la escuela evidencia que un maestro tiene dificultades para controlar la disciplina del aula, comprobada por supervisiones o por el número elevado de referidos administrativos que envía al asistente principal y/o consejero responsables del grado, el maestro está a un paso del patíbulo, es decir del estado de probatoria, y de aquí a un paso de la puerta que da salida a la calle. Porque si hasta este momento no ha podido controlar sus alumnos, imagínese qué sucederá si los alumnos son los mismos, si no tiene ayuda solidaria y constructiva y además, si a todo este conflicto-trabajo productor de estrés, se le suma el estado de probatoria con sus tareas. Casi podemos inferir que el desafío que enfrenta es insalvable si nos atenemos a la siguiente ecuación:

$$conflicto\ grave\ en\ el\ trabajo$$
$$+$$
$$exigencia\ focalizada\ y\ elevada\ por\ parte\ de\ la\ administración$$
$$+$$
$$estado\ de\ probatoria$$
$$=$$
$$ESTRÉS$$

¿Cómo reconoce el maestro que está trabajando con estrés? Es extraordinariamente fácil, no tiene necesariamente que ser un perito en este importante aspecto de la Medicina. Si trabaja en una escuela «conflictiva», sin lugar a dudas, está sometido a un intenso estrés, con la frecuente y tensa sensación de no poder hacer nada frente a la situación.

Actualmente se le ha añadido un nuevo factor de estrés y es el hecho de que se responsabiliza al maestro TOTAL Y ABSOLUTAMENTE de las calificaciones deficientes que obtienen algunos alumnos, mostrando un cierto desconocimiento del proceso docente entre el maestro, que informa, y el alumno, que aprende.

Los maestros que presentan un conflicto con el trabajo, acuden a este disgustados, sin motivación, frustrados, agresivos o deprimidos, irritables y de mal humor. El desempeño de su profesión, en vez de un placer, se torna en una angustia.

La tensión a que están sometidos en la escuela la trasladan a sus hogares, y esto les ocasiona problemas familiares, insomnio, cefaleas, falta de apetito, nerviosismo, así como otras enfermedades funcionales u orgánicas como la hipertensión arterial, cardiopatías y trastornos digestivos.

En el caso del alumno, las causas de estrés comienzan en el hogar (estrés extraescolar) y continúan en la escuela (estrés intraescolar).

ESTRÉS EXTRAESCOLAR	ESTRÉS INTRAESCOLAR
dificultades económicas	problemas con abusadores
violencia familiar	limitaciones mentales para entender las clases
maltrato por parte de los padres	relaciones inadecuadas con condiscípulos y maestros
ausencia de cariño	escuchar cinco timbrazos en
desidia por su educación	el día para avisarle el cambio
dificultades en el transporte	de clase
uniformes escolares escasos o sucios	en los cambios de aula, caminar apurado, junto a una
utensilios colegiales insuficientes	multitud de estudiantes, a empujones, a «galope tendido»

Por si fuera poco, en la escuela, al llegar a la otra aula, lo esperan diferentes compañeros y maestros; pero algo más grave aún, llega para recibir información sobre cinco asignaturas diferentes que le pudieran crear al cerebro un conflicto en su funcionamiento de imprevisibles consecuencias.

Y por último, por qué no decirlo, el tener algún maestro con dificultades para enseñar, que impide al alumno aprender con más facilidad.

Ya en el aula, son otras las causas que provocan estrés en el alumno.

- miedo de equivocarse al contestar una pregunta
- ansiedad por tener que hacer una tarea, prueba o examen

- pena de tener que leer en alta voz
- dificultades para expresarse o entender el idioma
- no comprender las explicaciones del maestro
- miedo al carácter del maestro
- presencia de niños abusadores en el aula
- no ir vestido adecuadamente
- estar escaso de materiales escolares
- tener poco dinero

CAPÍTULO XII

Planificación de una clase de acuerdo a cómo aprende el cerebro del estudiante

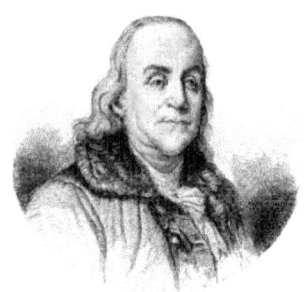

Dime y lo olvido, enséñame y lo olvido, involúcrame y lo aprendo.
BENJAMÍN FRANKLIN
(1706-1790)
Político, científico e inventor estadounidense

En la práctica, los maestros conocen o tienen una visión muy limitada de la forma de evaluar la efectividad de sus métodos docentes, y la mayor parte de las veces, su más confiable guía para valorar los resultados de la actividad educadora en sus estudiantes, son las calificaciones que ellos obtienen en los exámenes periódicos y finales.

En relación con el aspecto sobre la importancia de la evaluación de sus procedimientos pedagógicos, el análisis más elemental que debe llevar a cabo es con respecto a si está enseñando de manera tal, que les facilite a los órganos de los sentidos de sus alumnos captar sus enseñanzas, con el fin de que sus cerebros las puedan procesar con facilidad y calidad.

Y referente a la cuestión de sus habilidades para la enseñanza, percatarse de si con sus procederes docentes está obteniendo resultados satisfactorios. Es conveniente señalar que esta significativa cuestión no depende totalmente de él, y en parte, es ajena a sus deseos, pues existen factores en ella no relacionados con sus intenciones ya que dependen también de la calidad genética con que fueron construidos los cerebros de sus estudiantes, de la laboriosidad intelectual con que sus padres los modelaron durante los primeros años de vida y de si los alumnos están llevando a cabo todos los pasos requeridos por sus neuronas para captar, procesar y almacenar las enseñanzas por él impartidas.

Aclarados estos conceptos, realicemos un repaso de lo tratado con el fin de tener perfectamente concebidos algunos elementos que necesitamos emplear en una clase para facilitarles a los alumnos el procesamiento de nuestra información a través de su cerebro de la manera más viable, factible, fisiológica y docente posible. De esa manera, asimilarán la lección con una calidad excepcional y serán capaces de almacenar en su memoria de larga duración con una estructura perfecta, el tema aprendido.

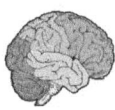

> El objetivo de todo estudiante es, con los conocimientos obtenidos, establecer conexiones permanentes entre sus neuronas.

Recuerde que el alumno no aprende nada hasta que no almacena en su memoria de larga duración los conocimientos transmitidos por el maestro.

> *Aprender es sinónimo de memorizar.*

El plan de clases

El maestro tiene que incorporar a su cerebro una forma distinta de enfocar el PLAN DE CLASES. Sabe que existe una metodología orientada por el sistema escolar, el cual debe seguir al pie de la letra, pero su mentalidad, a la hora de ejecutarlo, debe cambiar en algunos aspectos.

Existen, a mi juicio, tres premisas de obligatorio cumplimiento a la hora de confeccionar este documento:

- estar convencido de que toda la información que transmitirá a sus alumnos penetra a través de sus órganos de los sentidos. Este concepto tiene que ocupar su mente en cada paso de la elaboración del plan de clase

- recordar que le va a enseñar al cerebro de sus alumnos

- saber que tiene que dominar y conocer cómo el cerebro de sus alumnos va a procesar la información que le va a transmitir a través de los órganos de sus sentidos

Debido a estas tres premisas, el plan de clases, para que usted enseñe de acuerdo a cómo el cerebro del estudiante aprende, necesita ciertas características que es necesario añadir al que se está confeccionando en la actualidad.

Y el maestro tiene que estudiar a profundidad el tema que le corresponde enseñar

Y revisar el tema en varias fuentes de información, no circunscribirse solamente al libro de texto de la asignatura, aunque sí a los objetivos planificados por el sistema escolar, que debe reforzar con materiales más comprensibles, si existen en otros tipos de literatura

Y debe hacer una selección de los tópicos que considera fundamentales para que el estudiante se los aprenda, es decir, los memorice mediante el estudio, en los cuales debe hacer un mayor énfasis

Y debe apoyarse con medios audio-visuales que se dirijan al mayor número posible de órganos de los sentidos del estudiante

Y tener presente que sus explicaciones van dirigidas a los órganos de los sentidos de sus alumnos y por lo tanto, el contenido del plan tiene que estar en concordancia con este fundamental concepto

Y contener de manera planificada las pausas necesarias para permitir al cerebro procesar la información transmitida

Y no prolongar la explicación más de lo necesario (máximo 20 minutos) para que no decaiga la atención de los estudiantes

Y debe impartir la clase con un orden lógico; el cerebro no procesa adecuadamente una información desorganizada

Y encadenar los diferentes tópicos con el fin de que tengan una relación y secuencia racional, ya que el cerebro de sus estudiantes va a construir, con los conocimientos que usted les imparta, un circuito formado por sus neuronas, bien establecido y debidamente conectado en las sinapsis por sus dendritas y axones

Y   tratar de encontrarle vinculación a los temas explicados

Y   tener presente la edad promedio de sus alumnos, el grado al que enseña y el promedio de notas que predomina entre ellos

Y considerar que lo más importante no es la cantidad de conocimientos que usted tiene sobre el tema, sino los que necesitan saber sus alumnos para lograr pasar con éxito los exámenes de la asignatura y poseer una información básica para desenvolverse en su vida diaria

Y   recordar que en el breve tiempo de que dispone en el aula para su actividad docente, usted no puede llevar su información a la memoria de larga duración de sus alumnos. Su labor es suministrarles un conjunto de datos sobre un tema, aclararles conceptos y evacuar dudas, para preparar al cerebro con vistas a que el alumno en su casa, mediante el estudio adecuado, termine de transportar y almacenar los conocimientos de manera perecedera

Y   es necesario que el plan contenga, de manera planificada, las pausas necesarias que permitan al cerebro de sus estudiantes procesar la información transmitida. Cada cierto tiempo de actividad docente (20 minutos) debe programarles unos 5 minutos de descanso cerebral

Respecto al último punto siempre surge una pregunta: ¿cuánto tiempo debe durar una clase? Me gustaría contestarle como lo hizo Abraham Lincoln cuando le preguntaron el largo que debía tener un discurso: «Como los pantalones de un hombre, tan largo que cubran sus objetivos». La mayoría de los científicos que han estudiado la atención y el cerebro señalan que la clase no debe durar más de 30 minutos para evitar que la atención decaiga, y recomiendan utilizar los 5 minutos iniciales para la introducción, y los 5 minutos finales para el resumen. Continuemos con las características del plan de clase:

Y recordar que su principal objetivo como maestro es ayudar a los alumnos a construir sinapsis en sus cerebros con las neuronas, instalaciones electro-químicas confeccionadas con magistral pericia para que perduren como memoria de larga duración

Y estimular a sus educandos a que analicen y reflexionen sobre el tema que estudian

Y confeccionar y hacer preguntas sobre los tópicos que usted desea que memoricen con el fin de que reflexionen sobre el material, y si no responden, hágalo usted de manera comprensible

Y organizar actividades prácticas para realizar en el aula; el alumno aprende más haciendo

Y el último paso es el resumen, es la estocada final, sirve para repetir los tópicos fundamentales expuestos en la disertación y «empujarlos» hacia la memoria de larga duración, fortalecer las conexiones entre las neuronas y consolidar los axones. No debe dejarse todo a su memoria, es preferible tener ya confeccionado un medio audio-visual que le ayude en esta última etapa de su actividad docente

En el resumen no se deben plantear dudas, la exposición de los conceptos debe ser firme, segura, que brinde confianza al alumno. Si no entendió o no atendió, es posible que le aclaremos incertidumbres. El resumen es el retoque final del maestro a su obra maestra docente, laboriosamente confeccionada. Hágase la idea que está subido en un andamio en el año 1510, con Miguel

Ángel Buonarroti,[8] pintando los monumentales frescos del techo de la Capilla Sixtina del Vaticano en Roma, cuando decidió cubrir esta superficie con su visión prodigiosa de *La Creación*. Inspírese en su labor aunque confronte dificultades.

Las estrategias docentes

Las estrategias docentes están bien enumeradas y descritas en el Capítulo X, y recomendamos al maestro que las debe seguir y emplear para enseñar de acuerdo a cómo aprende el cerebro de sus educandos, pero en estas breves líneas que siguen nos proponemos trasladar, desde el hipocampo, los conocimientos hasta ahora adquiridos en este aspecto hasta su corteza cerebral y reforzar las sinapsis que usted ya ha establecido, para que sus neuronas construyan circuitos que alberguen de manera permanente este concepto de ESTRATEGIAS O TÉCNICAS DE LA ENSEÑANZA CEREBRAL.

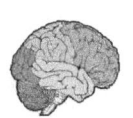

> Estrategias o técnicas de la enseñanza cerebral
> Se definen como un conjunto de actividades
> destinadas a conseguir un objetivo, que su
> información sea captada de forma fácil por los
> órganos de los sentidos de sus alumnos,
> y procesada de manera factible por sus cerebros.

Lo exhortamos a que revise este capítulo de nuevo y con su valiosa experiencia, hágale aportes y llévelos a la práctica en su aula.

---

[8] Arquitecto, escultor y pintor italiano renacentista (1475-1564). *(N. del A.)*

CAPÍTULO XIII

Características estructurales de una clase, organizadade acuerdo a cómo el cerebro de los estudiantes recibe y procesa la información transmitida por el maestro

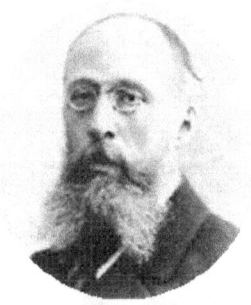

Excelente maestro es aquel que, enseñando poco, hace nacer en el alumno un deseo grande de aprender.
ARTURO GRAF
(1848-1913)
Escritor y poeta italiano

Es necesario que el maestro adapte y ajuste todos los elementos abordados en el capítulo anterior a la siguiente estructura:

Introducción
En esta plantear:
- cuál es el tema a tratar
- importancia del tema
- vinculación con algún otro tema explicado con anterioridad
- conexión con algún aspecto de la vida diaria

Para dar inicio en esta etapa al proceso de aprendizaje del cerebro, les ofrezco algunos consejos.

Comience con una actividad que emocione al estudiante, relacionada con el asunto a tratar, no le imprima a la clase un carácter protocolar, sobre todo en la enseñanza elemental y media. Sea serio, pero sin alejarse de las características personales de los estudiantes de estos grados, ni establecer una actitud circunspecta que edifique una barrera entre usted y sus alumnos, pero tampoco caer en la chabacanería en el trato.

Puede auxiliarse de algún medio audio-visual: proyección de una retro-transparencia, una lámina, una figura, un esquema o una presentación en Power Point en una computadora.

La introducción siempre estará relacionada con el tema de la clase y su extensión debe ser proporcional a los objetivos que perseguimos en esta. Si me solicitaran que sugiriera un tiempo, diría, que debe durar alrededor de 5 minutos.

Esta etapa inicial nos sirve también para establecer lazos anímicos con los estudiantes, ya que ayuda a crear un ambiente apropiado y también a preparar las conexiones electro-químicas del cerebro para que trabajen en las mejores condiciones posibles.

La introducción también es útil para que el alumno pueda aquilatar al maestro, percatarse de que frente a él está un sujeto con personalidad, convencimiento, clara exposición y plenamente facultado para la misión que va a llevar a cabo —transmitirle conocimientos—, eventualidad que les permitirá a los estudiantes aprender un tema que les va a ser de utilidad en un examen y en su vida cotidiana.

Desarrollo

Es la segunda parte de la clase y su contenido responde a la pregunta que anteriormente formulamos: ¿qué queremos que nuestros alumnos aprendan hoy?

El contenido está relacionado con la COMPLEJIDAD DEL TEMA y con el TIEMPO de que disponemos para explicarlo. Debo señalar que el contenido no puede ser ambicioso, solo debe abarcar dos o tres conceptos —nunca más—, los cuales estarán íntimamente relacionados con el título del tema.

Para desarrollar el contenido usted tiene que confeccionar un plan a seguir y subdividirlo en tópicos de corta extensión. Su duración no puede ser muy prolongada, pues el estudiante pierde la atención después de 15 o 20 minutos de tenerla fija en un objetivo. Como criterio general podemos decir que en los grados de estudiantes muy jóvenes debe ser más breve, y en los de edades mayores se puede alargar un poco más.

Todo maestro experimentado sigue sus propias reglas, y yo les voy a exponer las mías.

• desarrollo el contenido en un período de 15 a 20 minutos. A los 15 minutos presto más atención al hecho de si los estudiantes mantienen la atención o parecen distraídos o cansados

• sigo en las divisiones y subdivisiones del contenido una secuencia racional, un orden lógico

Ejemplo: explicación del tema «Ondas»:
1. Ondas. Definición
2. Clasificación de las ondas
a) Ondas transversas
b) Ondas compresionales
c) Ondas electromagnéticas

• utilizo ejemplos de la vida real

• jerarquizo los conceptos con definiciones, que deben ser cortas y comprensibles

• proyecto las definiciones en una retro-trasparencia previamente escrita o en una presentación en Power Point

• solicito a dos o tres alumnos que las lean en voz alta

• pido que las copien en su libreta de notas

• explico el contenido lo más comprensible posible, siempre refiriéndome a la definición de los conceptos y en el orden expuesto. Sigo una secuencia, no cocino un ajiaco. Amplío las breves líneas proyectadas en la definición, con un estilo claro, utilizando ejemplos, vinculándolos con la realidad cotidiana, señalando su importancia, relatando anécdotas y chistes científicos, así como haciendo referencias o relacionando temas ya tratados para mantener la atención y el interés

• durante toda la actividad docente en este aspecto, siempre que me es posible, envío mis mensajes a través de varias vías sensoriales —proyecto láminas relacionadas con el tema, muestro objetos, hago que se los pasen de mano en mano (utilizo la kinestesia)

• un principio general que sigo al pie de la letra es que jamás hablo de algo que estoy convencido que los alumnos no van a entender, aunque esté dentro de mis obligaciones cumplimentarlo; a estos aspectos les doy un tratamiento especial, abordándolos en pequeños grupos de estudiantes

• me circunscribo exclusivamente al plan confeccionado, recalcando los conceptos de este y adornándolo con elementos agradables, entretenidos

• en mi exposición del tema voy siempre de lo sencillo a lo complicado, de lo simple a lo complejo

• trato por todos los medios que mis alumnos razonen los conceptos explicados; ellos tienen que aprender por asimilación, por comprensión y no por memorización

• durante el desarrollo del contenido hago gala de mi nivel de orador; camino, gesticulo, despliego todos mis conocimientos al respecto

Espero que mis consejos le ayuden.

Resumen

Es la última parte de su clase y no por ello la menos importante, en la cual los aspectos más relevantes del contenido deben ser destacados de un modo breve.

El resumen sirve para abrirles las puertas a los aspectos que no habían entrado en el cerebro, apuntalar los que se quedaron «débiles» por no haber sido bien entendidos, empujar los que se quedaron sin entrar al hipocampo, y fortalecer las sinapsis por medio de la repetición en este extracto verbal, para que se transmitan de manera fluida hacia la memoria de larga duración.

Recuerde los siguientes consejos en relación con el resumen o terminación de una clase:

o   refiérase solamente a las partes más importantes del tema explicado

o   expóngalo en un orden racional

o   relacione las distintas partes que va a resumir

o   sea preciso, no divague ni repita innecesariamente

o   no lo haga ni tan breve que no abarque los aspectos esenciales, ni tan extenso que constituya otra conferencia

o   no se le ocurra hablar de algo que no haya dicho antes

o   debe estar provisto de elementos que emocionen al estudiante y que le hagan considerarlo inolvidable, para facilitar su memorización

o   y transmítales la idea a sus alumnos de que el tema terminó y que usted lo ha desarrollado con éxito en su exposición

De qué forma impartir una clase de acuerdo a cómo el cerebro del estudiante procesa la información

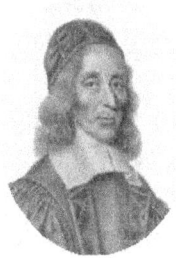

El peor de los pecados de la instrucción es ser aburrida.
GEORGE HERBERT
(1593-1633)
Poeta inglés

El método docente tradicional que el maestro emplea para enseñar constituye un grillete que lo mantiene encadenado a fórmulas ancestrales, hace que se resigne a una rutina y crea que está utilizando una táctica adecuada y exitosa. Considera que no tiene necesidad de buscar e incorporar nada novedoso, cree que está al día, cuando en realidad ha permanecido décadas empleando hábitos repetitivos y costumbres antiguas.

El conformismo le nubla los ojos, la docilidad le ablanda los músculos, la sumisión le anestesia el espíritu y la falta de iniciativa le embota el cerebro. Carece de fuerza de carácter para evolucionar, innovar, incorporar nuevas técnicas y procedimientos en su actividad docente cotidiana. La falta de voluntad convierte la resignación en un elemento vitalicio.

Como no tiene a nadie que le exija un cambio, como no posee un punto de comparación con otro maestro que esté realizando algo diferente, no siente bochorno y su razonamiento es muy sencillo: si mis resultados son buenos, por qué preocuparme por cambiar, por mejorar.

No tiene incentivo, cultural ni monetario, no quiere complicarse la vida y por tanto, no varía su técnica pedagógica. Estamos convencidos de que encontrará un saco de justificaciones, pretextos y explicaciones «lógicas» para no hacerlo, convencido de que transita por el camino correcto.

Creo que los novedosos conocimientos científicos sobre la forma que tiene el cerebro de aprender y su enfoque, deben servir para modificar el modo de pensar de los maestros en relación con los métodos docentes a emplear para mejorar el sistema del aprendizaje y el lugar que sus alumnos ocupan dentro de estos modernos criterios.

Evadir la utilización de este procedimiento tal vez no signifique que usted va a fracasar, pero sí puede estar seguro que no va a progresar. Mi intención es penetrar con estas nuevas ideas científicas por debajo de los estratos de la superficie cutánea de los maestros hasta lograr introducirlas en sus torrentes circulatorios, sembrarlas en sus cerebros e injertarlas en sus corazones, porque la característica más fascinante de estos modernos criterios es su adhesión a la manera en que funciona el cerebro. Quiero invitarlos a conocer estos avances actuales e instarlos a que los lleven a la práctica; ustedes decidirán si están satisfechos y convencidos de los resultados.

Considere mis consejos como un acicate, cuya única intención es ser un generador en su talento, no de un cambio, sino de una incorporación a su mentalidad y a su actividad docente cotidiana, de aquellos elementos tratados en este libro, que haya considerado útiles para mejorar su trabajo educativo en beneficio del alumno.

Bueno, decididos ya a aceptar incorporar a nuestra actividad educativa algunos componentes que marchen acorde a cómo el cerebro de nuestros estudiantes procesa la información que le transmitimos, debemos decir que la clase es un elemento importante dentro del trabajo didáctico que usted lleva a cabo en el aula.

La clase es el autobús que transporta a los alumnos hasta las tareas de la clase. De acuerdo con la habilidad que usted posea para conducirlo, así será la calidad del viaje y las características de esta jornada: cómoda, entretenida y placentera, o enojosa, aburrida y tormentosa.

¿Piensa usted que es posible escribir en la pizarra las tareas que usted quiere que los alumnos lleven a cabo sin siquiera haberles explicado el tema? ¿Cree usted que debe permitirse que el alumno abra su libro de texto y comience a trabajar en las tareas docentes señaladas sin haberle platicado antes sobre los aspectos básicos del tema tratado en ese capítulo?

La respuesta es tajante, ¡no!, ¡y mil veces no!

No es justo que los alumnos se adentren en los avatares de las tareas de clase sin previamente recibir una explicación y esclarecimiento de las dudas que tengan sobre la materia de que trata esa tarea, sin que el maestro, después de haber apreciado en el tema cuáles son los puntos que requieren una aclaración previa y cuáles son los que a su juicio, requieren de su experiencia para que puedan entenderlo a cabalidad, les exponga en una clase los elementos fundamentales de ese capítulo de forma clara, profunda y precisa, haciendo uso de su dominio en esta valiosa herramienta docente: la clase.

Pero —y aquí aparece este tenebroso vocablo— ahora su mentalidad ha cambiado, usted desea impartir la clase de acuerdo a cómo el cerebro de sus estudiantes va a procesar la información, por este motivo su objetivo no puede ser exclusivamente planificar el tema que a usted le corresponde enseñar, también es indispensable que lo estructure y organice de manera que se adapte a los mecanismos cerebrales que elaboran los conocimientos recibidos.

Por lo tanto, su meta no puede ser atiborrar el cerebro de sus alumnos con conocimientos sobre un tema por solo cumplir con las pautas del calendario trazadas por el sistema escolar, sin tener la seguridad de si lo entendieron o no y si fue posible trasladarlo por las vías adecuadas de sus sentidos hasta su almacenamiento. Usted tiene que tener en cuenta que la materia a impartir debe dividirla en dos secciones:

Sección de la materia que queremos el alumno memorice
Son los conceptos fundamentales que a su juicio, el estudiante tiene que llevar hasta su memoria de larga duración.

Sección de la materia que vamos a utilizar en las explicaciones de los conceptos
Tiene el objetivo de que los estudiantes comprendan lo que deben memorizar, son aquellos escritos del texto que ayudan a que los conceptos fundamentales (sección anterior) se entiendan; son colaboradores en el traslado de estos, vehículos explicativos, que después de cumplir su función, deben desecharse, olvidarse.

Y con estos dos conceptos en mente, estudie el contenido del capítulo y seleccione qué parte de este va a situar en cada uno de estos dos grupos.

Otro elemento fundamental de este nuevo criterio de enseñanza es que únicamente se puede considerar que el alumno aprendió un conocimiento, cuando *haya sido capaz de trasladarlo hasta su memoria de larga duración, guardarlo, retenerlo y recuperarlo en el momento en que le sea necesario.*

A continuación describo y recomiendo la técnica que utilizo para impartir mi clase, y usted puede eliminar de esta lo que considere innecesario y, añadir o «clonarle» los aportes que desee de acuerdo a su experiencia y gusto.

Estudie el tema a profundidad antes de impartir la clase

Debe estar seguro que comprende a cabalidad todo el material que va a enseñar. No es posible que usted explique un tema que no sea capaz de interpretar bien. Trate de organizarlo, de darle una secuencia lógica si no la tiene. Relaciónelo, si es posible, con temas similares que anteriormente haya explicado. Estudie el tema, tome notas, escriba resúmenes, confeccione esquemas, gráficas, mapas secuenciales, dibujos, y todo lo que considere importante para su mejor comprensión.

Prepárese, examine, medite el tema con anticipación, esté bien seguro que domina a cabalidad la materia que va a explicar y que conoce la forma de impartirla.

Después de estudiarlo, léalo en voz alta, simule que está dando la clase, imprímale énfasis a los conceptos importantes, cuide la entonación, haga pausas y si no le es molestia, póngase de pie, gesticule y trasládese de un lugar a otro; este ensayo le permite adquirir experiencia y se convierte en un hábito que puede repetir cuando la situación sea real. Si es posible, ensáyelo, practíquelo frente al espejo o ante algún familiar.

Siéntase seguro de sí mismo

Debe lograr que sus alumnos tengan la impresión de que usted es el dueño absoluto del escenario en que se encuentra. Tienen que verlo como una autoridad en la materia que está explicando. No puede parecer que duda o titubea. Hable con convencimiento y exprésese con decisión. Tenga presente que el cuerpo también tiene su lenguaje. Conviértase en el foco de atención de ellos.

Relájese

Realice cualquier movimiento, no brusco, que le sirva para liberar su tensión nerviosa. A veces abro y cierro mis manos lentamente o choco suave, de modo gentil, despacio y de forma rítmica, los dedos de una mano con los de la otra delante de mi

cuerpo, o me levanto sobre la punta de mis zapatos repetidamente. Respire profundo dos o tres veces antes de comenzar
a hablar.

Levántese lentamente de su buró y diríjase con paso seguro hacia un lugar preseleccionado

Con anticipación debe haber escogido el lugar donde va a comenzar a impartir su clase. Todos los alumnos deben estar frente
a usted, bajo ningún concepto puede darle la espalda a ninguno
de ellos. El elegir un sitio no quiere decir que usted se «siem-
bre» ahí durante el tiempo que dure su exposición. No, no lo
haga, puede parecer que le han salido raíces en los zapatos. Da
muy buena impresión a los alumnos ver que usted camina delante o entre ellos.

Inicie la clase recorriendo su mirada lentamente por todos los alumnos

Si descubre a un alumno hablando, llámelo por su nombre y, de
forma educada, dígale que cuando el maestro está explicando
una lección, los alumnos deben prestar atención y escuchar para
poder aprender.

Si se percata de uno que no presta atención pero mantiene
silencio, no le haga caso y continúe su actividad docente. No es
fácil mantener la atención del 100% de los alumnos durante
varios minutos de charla continua.

Empiece con una actividad que le provoque emoción a sus estudiantes

Planifique realizar inicialmente alguna actividad que los sor-
prenda: apague y encienda la luz, toque un timbre o haga algo
emocionante relacionado con el tema que va a explicar.

Comience motivando a los alumnos

Esta es la parte más importante de una clase. Si no motiva a los alumnos con una intervención inteligente, agradable, lógica, ingeniosa y atractiva, es muy probable que decaiga el interés y la atención por esta actividad. En una ocasión llevé al aula una campana para motivar la clase de ondas sonoras. Para ilustrar la energía potencial, almacenada o de reposo y la energía de movimiento, utilicé un helicóptero accionado a distancia y expliqué que cuando este estaba inmóvil en el suelo, tenía energía potencial, y que cuando lo elevaba y ponía en movimiento, la energía potencial se trasformaba en energía de movimiento.

¡Había que ver la expresión de los alumnos cuando realizaba estas maniobras con el helicóptero de juguete! El 100% de ellos estaban atentos a mis explicaciones y estoy seguro que usando varias vías de entrada al cerebro —el oído, la vista, y hasta el tacto, porque dejaba que ellos realizaran esta actividad—, su comprensión del tema que estaba explicándoles iba a ser, sin lugar a dudas, más fructífera y mejor fijada en su memoria de larga duración.

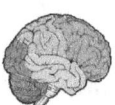

> Tenga presente que el proceso docente se hace más fluido cuando el estudiante participa activamente en este.

Exprésese bien. Sea claro y preciso

Tiene que expresarse de manera comprensible, con un estilo lógico y preciso, tratando de convencer a los alumnos, de persuadirlos, para que atiendan y procesen la información que usted está trasmitiendo.

Cuando hable, hágalo a un ritmo adecuado, ni muy lento ni muy rápido. Cuide la entonación, pronuncie de manera correcta las palabras y cerciórese de que todos los alumnos del aula le escuchan perfectamente.

Por muchos conocimientos de una materia que un maestro almacene en su cerebro, para los estudiantes serán confusos si no los enuncia de una manera diáfana, y la claridad está unida de forma indisoluble a las palabras elegidas. Por muy confuso que sea el tema, cada palabra, cada oración debe formularse correctamente, y la suma de las oraciones en un orden racional e inmaculado.

Es muy difícil que los alumnos entiendan a un maestro que presente dificultades en su expresión oral o cuyas explicaciones sean confusas.

El maestro debe ser consciente de que cuando explica un tema lo hace utilizando un conjunto de palabras, ordenadas en oraciones que tienen un significado, y el alumno procesa esta información en igual orden: palabras, oraciones y significado. Si en esta cadena de entrada de datos existen interferencias, tales como palabras cuyo significado el alumno no conoce u oraciones que no entiende, le será difícil o imposible, aprender lo que explicó el maestro.

Hágales saber el título del tema que va a tratar en su próxima intervención

Los alumnos ponen menos atención al maestro si no saben con anticipación y claridad la materia sobre la que va a hablar. Cuando conocen de antemano el tema que va a ser abordado, esto significa un punto de apoyo en las neuronas para mover sus órganos de los sentidos y el cerebro hacia las explicaciones del maestro.

Cuando los estudiantes tienen noción del tema que va a ser tratado, la posibilidad de que lo aprendan mejor, aumenta de forma considerable.

Explique por qué es importante que conozcan el tema

Para fijar la atención los alumnos deben encontrarle a la clase una razón de ser, vinculada con algo importante para su vida. Puede ser algo tan trascendental como que sobre ese tema puede aparecer alguna pregunta en algunos de sus exámenes. Si es posible, utilice ejemplos prácticos de la vida diaria.

Préstele atención a su tono de voz

Inferimos que ya posee un vocabulario amplio, que conoce a la perfección el significado de las palabras que va a emplear, también domina los sinónimos que pudiera utilizar para formar oraciones claras, precisas y fáciles de entender por el alumno, pero... ¿es esto suficiente? No, hace falta complementar estos aspectos con un tono de voz modulada y una pronunciación de las palabras de forma clara y vibrante.

Es muy difícil para un estudiante entender las explicaciones de un maestro que habla muy bajito, rápido o enredado. En ocasiones no nos percatamos de los defectos de nuestra exposición, por este motivo, es conveniente reforzar nuestro espíritu autocrítico y pedirle la opinión a un amigo sobre este importante aspecto.

Mantenga en el rostro una expresión acorde a su intervención oral

El contenido del párrafo anterior debe ser acompañado por la expresión del rostro. Un maestro no es tan solo palabras bien pronunciadas a través de la boca, a estas deben acompañarlas el resto de los componentes anatómicos de la cara y el cuerpo. Búsquele al significado de cada oración, la fisonomía y el gesto que le corresponden.

La expresión facial debe ser fiel compañera del significado de las palabras y un ademán, su copartícipe, siempre que sea posible; este trinomio le imparte vitalidad a lo expresado y facilita su comprensión.

El fruncir la frente es sinónimo de dudas, la apertura de los ojos y de la boca es signo de admiración, el estrechar el entrecejo es símbolo de disgusto, la elongación lateral de los labios es expresión de felicidad, y así dejamos a su libre albedrío seguir utilizando la expresión facial para acompañar, siempre que sea posible, al tema de su clase.

Evite mostrarse tímido frente a sus alumnos
Al maestro tímido y retraído los alumnos no le tienen confianza y por consiguiente no le prestan atención. Si usted es tímido, pudiera ser por alguno de los siguientes motivos:
- no tiene pleno conocimiento del idioma
- no domina la técnica de hablar en público.
- no posee amplia noción de la materia que enseña.
- tiene, tal vez, algún complejo encerrado en su mente.

La timidez corroe y desbasta las facetas destacadas de su personalidad; por lo tanto hay que eliminarla. Los alumnos desean tener un maestro que inspire confianza, seguro de sí mismo, con aplomo en su conducta, enérgico en sus decisiones y que despierte su admiración y respeto.

Domine su expresión corporal. Gesticule
Ya somos poseedores de un vocabulario extenso al estilo de Cervantes, que pronunciamos como profesionales de la locución y mostramos la expresión facial émula de los más famosos artistas del teatro parisino. ¿Qué nos falta? El dominio de la expresión corporal.

Debe evitar hablar de pie sin moverse, rígido, como una estatua con los brazos colgando inmóviles a ambos lados de su cuerpo, o como la guardia real del Palacio de Buckingham, residencia oficial de la monarquía inglesa, cuyos miembros ni siquiera se atreven a pestañar; tampoco debe tener el hábito de mover de manera rítmica, nerviosa, alguna parte del cuerpo o un objeto que sostenga en la mano. La naturalidad y desenvoltura en sus movimientos son esenciales.

No dé la impresión de estar dando un sermón. Mueva inteligentemente sus brazos, sus manos o los dedos. Acompañe su exposición con gestos relacionados con el tema, si es posible. No muestre nerviosismo con ninguna parte de su anatomía corporal. Camine, muévase entre los alumnos.

Muéstrese apasionado en su exposición

Vista su intervención con las mejores ropas de sus emociones y sentimientos. Mantenga un estado de ánimo entusiasta, transmita la impresión de que está disfrutando de su participación. Conserve su ecuanimidad, no se deje provocar por las conductas indisciplinadas de algunos alumnos. No permita interrupciones durante su exposición, infórmeles previamente que las preguntas se responderán al final de la clase.

Préstele atención a las peculiaridades de las preguntas, si no son lógicas, jamás se burle de ellos; si quiere burlarse de alguien, hágalo de usted, porque es posible que la confusión que tenga el alumno se deba a que usted se la transmitió.

Sin un maestro que hable es imposible o muy difícil, que el alumno aprenda. Este don de comunicarnos con nuestros alumnos por medio de la palabra, es el arma más poderosa que tiene el maestro para enseñar.

Ahora bien, si usted cree que esta facultad del lenguaje le va a caer del cielo como un maná, está completamente equivocado; usted tiene que adquirirla, perfeccionarla y cultivarla. Las dificultades para expresarse, para hacerse entender, son la primera causa de fracaso de un maestro.

No lea a los alumnos un texto extenso de la materia que va a explicar

A menos que sea estrictamente necesario, como en una clase de Literatura en la que se vean en la necesidad de leer un fragmento de una obra literaria, es más elegante y portentoso hacer uso de la memoria que de la lectura de largos párrafos de un libro, ya que resulta aburrido y los alumnos pierden la confianza en sus capacidades intelectuales.

Un maestro tiene que ser un orador colosal, cautivador de sus alumnos, impresionarlos con su verbo para que de esta manera le presten la atención debida. Su conferencia tiene que influir de manera positiva en sus alumnos para lograr atraer y sostener el interés y por tanto la dedicación esmerada a la escucha de su discurso. El maestro que platica de manera monótona y aburrida es un sedante o un repelente para la mente de sus alumnos.

No abuse de las notas

Si se decide a utilizarlas para sentirse confiado y emplearlas como guía y puntal de su intervención, estas deben ser breves y pocas.

Trate de que su clase sea amena y entretenida

Si le imprime estas características, evita que sus alumnos se aburran y desvíen la atención, que son los ingredientes necesarios para comenzar a mostrar signos de indisciplina en su conducta. Si conoce alguna anécdota amena que se relacione con el tema que está explicando, cuéntela.

Mientras habla, mire fijo a los ojos de alguno de sus alumnos al azar, para percatarse de la repercusión que tiene en ellos su exposición

De esta forma se sienten observados, personalizados, y tienden a continuar prestándole atención.

Mantenga siempre una mirada de seguridad, concentre su visión en el semblante de aquellos que le escuchan atentamente en señal de aprobación y reconocimiento y, a los que están distraídos o ajenos a su actividad, obsérvelos con expresión de reproche y censura.

Emplee medios audiovisuales que estimulen en sus alumnos el mayor número posible de órganos de los sentidos

Respalde los aspectos más importantes de su exposición con retro-transparencias, láminas, u otros medios audiovisuales que hagan intervenir varios sentidos en el proceso del aprendizaje. Recuerde el proverbio chino que contiene un consejo para los maestros de un valor infinito: «Una imagen vale por mil palabras».

Cuando usted utiliza una imagen, despierta en ellos sentimientos y emociones positivas para el aprendizaje, les permite recordar conocimientos anteriores almacenados en su memoria de larga duración, con los cuales llevan a cabo asociaciones que les facilitan entender con más calidad las explicaciones. Habitualmente el uso de imágenes le posibilita utilizar menos palabras en sus instrucciones y consumir menos tiempo, y también ayuda a concentrar y mantener la atención.

Para hacer comprensible la materia a sus alumnos, lea un párrafo o una página del libro de texto, subraye aquello que considere importante y trate de resumirlo en unas pocas líneas. Léalo y redáctelo de la manera más clara e interesante posible, escríbalo en una retro-trasparencia o en una diapositiva realizada en Power Point de la manera más sucinta posible, ilústrelo con una figura alegórica al tema que sirva de asociación de ideas. Si está utilizando su computadora, seleccione una figura con movimiento y proyéctesela a sus alumnos. Léala en voz alta, explíquesela, haga que ellos también la lean y copien el breve texto.

Si posee una representación a escala reducida de alguna cosa, páselo de mano en mano entre sus alumnos, haga que lo armen y desarmen, que lo palpen con interés y curiosidad. Este conjunto de actividades potencializa la entrada de información a través de varios de sus órganos de los sentidos y facilita que la procesen y almacenen en el cerebro.

Utilice un método docente que le permita cambiar el foco de atención de los alumnos

Cuando un alumno esta más de 20 minutos con su atención fijada en una clase, es necesario que el interlocutor lleve a cabo procedimientos que permitan cambiar la atención, permaneciendo dentro de la conferencia.

Yo empleo el método siguiente: cuando proyecto una retro-transparencia y la estoy explicando, si me percato de que no están atendiendo, hago una pausa y le solicito a un alumno, al que llamo por su nombre, que por favor, se ponga de pie y lea el texto de esta. Cuando termina, le doy las gracias y lo invito a sentarse.

O también, después del paréntesis, les hago preguntas relacionadas con los conceptos que he explicado, y les digo: «el que desee contestar, que levante la mano». Si nadie levanta la mano, la respondo yo mismo.

Repita los conceptos importantes de la clase

La repetición sirve para fijar conceptos. La repetición es la madre de la memoria, es el cincel que el maestro utiliza para desbastar del concepto medular, el material inútil, sobrante, para poder modelar el objetivo final: concretarse al aspecto principal. Si la reiteración en un discurso puede ser criticable, en mi opinión, en una clase es fundamental.

La profundidad en el aprendizaje se incrementa cuando los nuevos conceptos y habilidades son útiles para enfrentar necesidades o problemas actuales. Esto permite la inmediata aplicación de la teoría a situaciones prácticas.

Termine la clase con un breve resumen

Haga un sumario de los aspectos más importantes de su clase y, una vez terminada esta, trate de analizarse retrospectivamente, sea autocrítico, trate de detectar dónde falló y cuáles fueron sus deficiencias, con el propósito de corregirlas y evitarlas la próxima vez.

Hágales preguntas referentes al tema

Esta es una manera de comprobar si su actividad docente ha sido efectiva.

A un buen maestro, que domine el tema, su lenguaje y sus modales, no le será difícil hacerse escuchar por sus alumnos, ya que puede estimular en ellos sus emociones y curiosidad con el deliberado propósito de que le presten atención y la concentren en sus explicaciones.

Cuando un maestro les plantea preguntas a sus alumnos, además de conocer la competencia que tienen sobre el tema interrogado, también es capaz de percatarse del manejo que tienen del idioma, la magnitud de su vocabulario, la mezcla gramatical que emplean y la manera de expresarlo.

Siempre que les haga una pregunta, déjeles conocer la respuesta

Cuando usted plantea una pregunta a sus alumnos, si al final de la actividad, oral o escrita, no les hace conocer la respuesta, el proceso docente queda trunco, incompleto. Les deja una gota de ignorancia, que con la suma de las sucesivas y futuras preguntas, se puede convertir en un mar de ignorancia.

Por ningún motivo pida excusas al alumnado

Si lo hace, comete un pecado mayor, ya que constituye un acto de mal gusto que provoca un efecto adverso en los alumnos y los estimula a que disminuyan su confianza en el maestro.

Me refiero a excusas como estas: «lamento que no traje la retro-transparencia que explica este tema», «se me olvidó decirles al principio, que…», «perdónenme si no les expliqué bien, pero este tema es muy complicado».

Practique, practique y practique

¿Cuál es el mejor método para perfeccionarse en el arte de impartir una clase?

La práctica, pero no solo la práctica rutinaria, la cotidiana, sino la práctica encaminada a corregir los defectos. Existen tres personas que pueden ayudarlo:

o   usted mismo, con un espíritu autocrítico y sincero, analícese, obsérvese, en el aula o frente a un espejo; evite ser autosuficiente

o   pida a un familiar o amigo con experiencia docente que lo evalúe en su casa, simulando que usted está impartiendo una clase; déjese ayudar

o   invite a un maestro amigo, de probada experiencia, que asista a su aula, observe su desempeño en esta importante actividad y le haga recomendaciones; escúchelas y valórelas

E insisto: repita y repita sus explicaciones

No es ningún secreto que cada vez que a un alumno se le repite un tema, lo entiende con más facilidad, con más calidad. Actualmente ningún maestro tiene la menor duda del significado beneficioso que tiene la repetición en los resultados docentes. Esto es debido a que las conexiones nerviosas responsables de conducir esta actividad manual e intelectual, se van estructurando de manera más estable y con más calidad. Es decir, las conexiones nerviosas responsables de permitir la entrada o reconocimiento y efectuar el razonamiento de la exposición, se van perfeccionando. Esto es un axioma y como tal no necesita demostración. El maestro debe prestarle extraordinaria atención a este hecho, que parece simple, y es de una importancia trascendental en el proceso del aprendizaje. Y de paso, le sugiero que si lo encuentra útil, lea este libro o los capítulos que le interesen, más de una vez.

En síntesis, para impartir una clase con calidad, el maestro debe seguir los siguientes consejos:

1. Estudie el tema a profundidad antes de impartir la clase.

2. Siéntase seguro de sí mismo.

3. Relájese.

4. Levántese lentamente de su buró y diríjase con paso seguro hacia el lugar pre-seleccionado.

5. Inicie la clase recorriendo su mirada lentamente por la de todos los alumnos para impresionarlos y captar su atención.

6. Empiece con una actividad que provoque emoción a sus alumnos.

7. Comience motivándolos.

8. Exprésese de manera clara y precisa.

9. Hágales saber el título del tema que va a tratar en su próxima intervención.

10. Explique por qué es importante que conozcan el tema.

11. Preste atención a su tono de voz.

12. Mantenga en su rostro una expresión acorde a su intervención oral.

13. Evite mostrarse tímido frente a sus alumnos.

14. Domine su expresión corporal, gesticule.

15. Muéstrese apasionado en su exposición.

16. No lea a los alumnos un texto extenso de la materia que está explicando.

17. No abuse de las notas.

18. Trate que su clase sea amena y entretenida.

19. Mientras habla, mire a los ojos de sus alumnos para percatarse de la repercusión que tiene en ellos su exposición.

20. Emplee medios audiovisuales que estimulen el mayor número posible de sus órganos de los sentidos.

21. Utilice un método que permita cambiar la atención a los alumnos.

22. Repita los conceptos importantes de la clase.

23. Termine la clase con un breve resumen.

24. Hágales preguntas referentes al tema.

25. Siempre que les haga una pregunta, déjeles conocer la respuesta.

26. Por ningún motivo pida excusas al alumnado

27. Practique, practique y practique.

28. E insisto, repita y repita sus explicaciones.

CAPÍTULO XV

Usocorrecto del pizarrón como un medio auxiliar para estimular los órganos de los sentidos de los alumnos

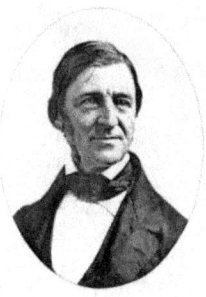

El hombre que hace que las cosas difíciles parezcan fáciles es el educador.
RALPH WALDO EMERSON
(1803-1882)
Escritor, filósofo y poeta estadounidense

Los medios de enseñanza son elementos importantes en el trabajo didáctico del maestro, pero su utilidad adquiere valores exponenciales, cuando la actividad docente tiene características indirectas, es decir, el asunto a enseñar no existe frente a los alumnos, no está presente. En estas circunstancias el maestro debe auxiliarse de recursos adecuados que ayuden al alumno a minimizar la necesidad de utilizar la imaginación y sus razonamientos se elaboren sobre bases lo más concretas posibles.

El maestro es capaz de enseñar al alumno debido a que este posee órganos de los sentidos. Todos sus estímulos informativos docentes son captados por una o varias de estas maravillosas estructuras que le permiten al estudiante captar las enseñanzas de sus profesores. Y en honor a la verdad, no estoy totalmente convencido de que cuando el maestro está preparando sus planes de clase o se encuentra en plena faena docente, esté pensando en estos cinco colaboradores anónimos.

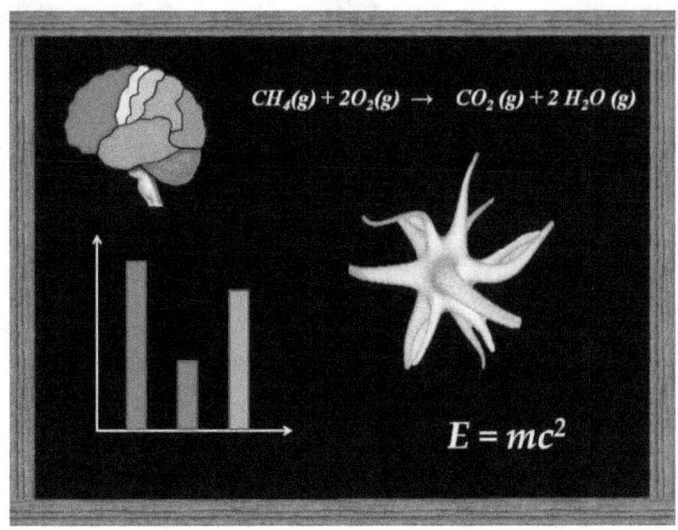

Son los órganos de los sentidos los que convierten la información acústica, mecánica u óptica del maestro en impulsos electro-químicos que se transformarán en conocimientos para ser almacenados y utilizados cuando el alumno lo estime conveniente.

Teniendo en cuenta la importancia que tienen estos elementos sensoriales en su actividad docente, es indispensable que el maestro conozca sus particularidades:

Y los órganos de los sentidos nacen con el estudiante, pero la habilidad para utilizarlos puede ser desarrollada

Y independientemente de que los órganos de los sentidos son congénitos, la calidad de su utilización puede depender de la voluntad del estudiante; es posible que el estudiante oiga al profesor en una clase, pero quizás no lo esté escuchando

Y los estímulos del maestro a los órganos de los sentidos tienen que tener una determinada intensidad para que sean elaborados (procesados) por las neuronas de los alumnos

Y el estímulo desencadenado por el maestro debe tener una duración definida (o precisa), que permita a los receptores sensoriales su captación con la calidad necesaria para procesarlos

Las dos últimas características mencionadas son fundamentales para el maestro en el momento de emplear su metal de voz en las clases o proyectar alguna lámina, y el tiempo que debe permanecer utilizando estos «medios» audio-visuales para estimular los receptores de sus alumnos.

Y En la elaboración del estímulo interviene la calidad, esto es, cómo son estimulados los órganos de los sentidos. Este aspecto se explicó con más detalle en el capítulo sobre cómo impartir una clase

La pizarra es un medio de comunicación e interacción que respalda nuestro estilo de enseñar. Sus lectores potenciales son nuestros alumnos y debemos crearles la conciencia de que este instrumento es un elemento útil para abrirles las puertas del entendimiento al aprendizaje de la materia que estamos enseñando, implantar en sus voluntades la necesidad de que piensen en esta y la utilicen cuando se vean necesitados de un asidero intelectual para comprender y razonar a un nivel superior.

Nuestra intención es persuadir al alumno para que recurra al pizarrón como un procedimiento más, de tipo informativo, facilitador del proceso de adquisición de novedosos conocimientos a través de sus órganos de los sentidos.

Debemos tener presente que la percepción visual de la pizarra por los alumnos tiene las siguientes características:

o   es SUBJETIVA, porque la forma de reaccionar frente a ella varía de un alumno a otro; unos la escudriñan visualmente, otros la ignoran olímpicamente. El texto es el mismo para todos los alumnos, pero cada uno de ellos percibirá el material escrito de acuerdo con su interés, motivación, necesidad y experiencia anterior, y procesará de manera diferente la impresión sensorial recibida o es SELECTIVA, porque en dependencia de las particularidades sicológicas de cada alumno, este escogerá en qué parte de ella focalizar su atención, ya que no es posible apreciar todo el mensaje plasmado en el mismo instante

o es TEMPORAL, ya que el lapso en que se mantiene un alumno observando una parte de ella varía en tiempo, pero sin lugar a dudas, es finito. De aquí que el maestro, conociendo esta condición, no debe permanecer un período muy prolongado explicando un segmento de ella y debe variar la atención hacia otro aspecto en el momento que considere adecuado

Para la mejor utilización del pizarrón, el maestro debe tener presente unos cuantos consejos que se desarrollan a continuación:

Aspectos a cerciorarse antes de comenzar la clase
• la superficie de la pizarra destaca adecuadamente los trazos
• que la tiza o el plumón no permanente o marcadores de borrar en seco escriben con nitidez
• que el borrador desempeña su función con calidad
• que la pizarra está ubicada en el lugar adecuado de manera tal que todos los estudiantes, desde sus pupitres, puedan ver sin interferencias la escritura del maestro
• que la iluminación del aula sea la adecuada, sin la presencia de reflejos brillantes que interfieran la visibilidad del texto que se escriba en la pizarra

En toda actividad educativa no puede estar ausente la previsión, la cautela y la visión en conjunto de todos los elementos que participan en ella. Hay que calcular con precisión cada uno de los pasos a dar en las distintas etapas del proceso del aprendizaje. Siempre es preferible navegar sobre un mar tranquilo de aguas cristalinas, con todas las variantes posibles previamente estudiadas, para realizar una feliz travesía pedagógica.

Es IMPORTANTE que antes de comenzar el «combate» (actividad docente), familiarícese con las «armas» (medios audiovisuales) que va a utilizar y con el «campo de batalla» (aula) donde va a actuar.

RECUERDE: es preferible no utilizar la pizarra, a creerse que la está usando y que ningún alumno pueda apreciar su labor docente en ella.

Confeccione con anticipación un programa sobre el uso que le va a dar a la pizarra

El maestro tiene que escribir un programa detallado y organizado sobre la materia que va a explicar, desarrollando al infinito su visión caleidoscópica sobre el tema en cuestión, exprimiendo al máximo su experiencia para destacar los aspectos más relevantes, organizar sus conocimientos, tratar que nada importante pase inadvertido y aportar lo más novedoso, pero perennemente con un valor práctico, útil, y relacionado, siempre que sea posible, con el quehacer cotidiano, rechazando las explicaciones abstrusas y la monserga que atolondra.

Debe acudir al aula con su alforja docente repleta de nociones e ideas inquietas que tiene en su cabeza para utilizarlas a discreción en el momento oportuno. De ahí que:

- determine lo que va a escribir en ella
- valore de qué manera va a redactar su escrito
- tenga claro los esquemas que va a confeccionar
- precise el momento en que va a llevar a cabo cada paso que tiene previsto ejecutar

Cuando un maestro planifica su trabajo docente, reduce los riesgos de fracasar en su empeño, elimina cualquier fase de incertidumbre que se le pueda presentar —como, ¿qué hago ahora?—, y puede prever el camino a seguir para actuar con éxito.

> Es IMPORTANTE que no improvise, vaya con todo
> planificado.

Distribuya el contenido de la pizarra apropiadamente
Divida mentalmente la pizarra en dos mitades verticales, en la del lado izquierdo escriba los distintos elementos de la actividad docente que usted quiere que permanezcan estáticos todo el tiempo, como son: definición, clasificación, etc. La mitad derecha es su territorio de trabajo docente para el desarrollo de la clase, donde puede plasmar esquemas, dibujos, conceptos, etc.

> Es IMPORTANTE tener presente que para trabajar con la
> pizarra el maestro necesita seguir un método, entendiéndose
> por tal, un conjunto de actividades ordenadas, con una
> secuencia lógica, que siguen una ruta preestablecida para
> obtener resultados satisfactorios. Es una serie de pasos
> a seguir para alcanzar una meta: que el alumno aprenda los
> objetivos docentes que el maestro se ha trazado, auxiliado
> de la pizarra como medio de enseñanza.

Cuando confeccione el contenido del tema a tratar, piense siempre que con este va a construir un circuito en las neuronas de sus alumnos.

Para obtener resultados satisfactorios debemos disciplinar nuestro hábito de trabajo para que nos conduzca a una unidad de acción.

No sobrecargue la pizarra de textos
Cada vez que termine de explicar algún concepto que escribió y vaya a pasar a otro, borre antes de escribir el nuevo aspecto a tratar.

> Recuerde que la sobrecarga excesiva de escritura distrae
> la atención del estudiante y puede confundirlo.

Encabece adecuadamente la pizarra

El propósito del encabezamiento es atraer la atención del estudiante y que este capte, como en un relámpago visual, el asunto que vamos a tratar en ese día.

Escriba en la parte superior derecha: la fecha correspondiente, el nombre de la asignatura, el título de la actividad, el nombre del profesor y el tiempo de duración de la actividad. Por ejemplo:

> Junio 24 del 2008
> Asignatura: Ciencias
> Título de la actividad: Fotosíntesis
> Nombre del profesor: Sr. Martínez
> Tiempo de duración: 50 minutos

¿Para qué llevar a cabo este proceder? Para ambientar y ubicar al estudiante en el tema que corresponde explicar.

Escriba con letra legible, y si no la tiene, utilice letra de molde

El texto que el maestro escribe en la pizarra sirve para optimizar el proceso de aprendizaje del cerebro, solo si el alumno es capaz de leerlo e interpretarlo.

El texto debe ser breve, de frases cortas, no aburrido y de fácil lectura para que el alumno pueda leer, entender y razonar rápido y, si quiere copiarlo, no tenga que invertir un tiempo prolongado.

> Recuerde que para que el uso de la pizarra tenga éxito, es necesario:
> - que su contenido capte la atención de los estudiantes
> - que el texto escrito lo interpreten correctamente los alumnos.

Escriba con letras de tamaño adecuado

Es condición indispensable, si queremos que sea efectivo para los propósitos docentes que perseguimos, que el contenido escrito en la pizarra sea claramente visible para todos los alumnos, incluyendo los que están sentados a distancia y los que tiene dificultades con su visión. Este detalle permitirá a los interesados, su lectura.

> Se recomienda que el tamaño de letra sea de 5 pulgadas de altura o más.

Escriba horizontalmente, en línea recta

El ser un fiel observador de la estética también coadyuva a una mayor profundidad de atención y concentración por parte del estudiante y por lo tanto, a una mejor asimilación de la información docente por parte de los estudiantes.

Conserve un espacio adecuado entre palabra y palabra y entre línea y línea

Es necesario evitar el amontonamiento de palabras; estéticamente los estudiantes lo rechazan y, al dificultarse su lectura, se les hace imposible interpretar el contenido.

> El espacio que deje entre las palabras y las líneas es de significación extrema.

No recorte las palabras ni escriba abreviaturas

Es posible que recortar palabras y escribir abreviaturas facilite su trabajo al abreviar el tiempo de escritura, porque seguramente usted entiende el significado de lo escrito, pero los alumnos... solo tal vez. Por ejemplo:

INCORRECTO	CORRECTO
insuf. art. ag.	insuficiencia arterial aguda

> Recuerde que la pizarra es un medio auxiliar tanto del profesor como del alumno.

Destaque en colores las palabras que quiere fijar en las neuronas de sus alumnos

Utilice tizas o plumones de diferentes colores para resaltar aquellos aspectos importantes de los datos que usted considera necesario que ellos prioricen intelectualmente y memoricen. El empleo de palabras en colores distintos atrae más la atención que la monotonía de un texto monocromático.

Para que el texto sea fácil de distinguir es importante que exista un contraste entre el color de la tiza o el plumón utilizado y el color del fondo de la pizarra. Si la pizarra es de fondo claro (blanco), utilice colores oscuros (negro) y si es de fondo oscuro (negro o verde), escriba el texto en colores claros (blanco o amarillo).

> Recuerde que el establecer contrastes de colores entre las palabras, le imprime énfasis a las seleccionadas como sustanciales.
> Pero no haga un uso prolijo de los colores porque pierden su valor mnemotécnico.

Use siempre un determinado color para resaltar los conceptos o palabras fundamentales

Si utiliza siempre el mismo color para destacar los aspectos básicos, está ayudando a establecer en el alumno un reflejo condicionado mental hacia los conocimientos primordiales. Por ejemplo, si emplea el color azul con el fin descrito, cada vez que el alumno perciba este color presumirá que debe poner especial atención por tratarse de datos o conceptos importantes.

No olvide que de esta forma optimizamos la enseñanza, al facilitar que el educando concentre su actividad psíquica en los elementos más trascendentales del tema que usted está explicando.

No haga en la pizarra dibujos o esquemas complicados

Estos procederes le consumen tiempo al maestro para realizarlos y también para explicarlos, y a los alumnos no les es fácil interpretarlos en un corto período de tiempo.

Es importante que conozca el provecho y las limitaciones antes mencionadas del uso de la pizarra.

> Recuerde que, si es posible, no debe desarrollar toda su actividad docente en la pizarra, adicione a su plan de clase el empleo de algún otro medio de enseñanza que, además de la vista, estimule otros órganos de los sentidos del alumno.

Ubíquese adecuadamente frente a la pizarra

Mientras escribe en la pizarra y después de terminar, usted debe situarse de forma tal, que permita a los alumnos una plena visibilidad del pizarrón. ¿Por qué? Porque al no interferir la visibilidad de los alumnos se evita que pierdan el interés en lo que escribimos y se distraiga su atención.

No hable de espalda a los alumnos mientras escribe

¿Sabe por qué? Porque constituye una falta de educación y además, la audición será defectuosa.

Si fuera necesario hablar en ese momento, es preferible dejar de escribir momentáneamente, y situarnos de frente a ellos para aclarar dudas, explicar el significado del texto o contestar a sus preguntas.

Nunca se confíe en el contenido de sus escritos

Acostúmbrese a revisar rápidamente lo que escriba en la pizarra para verificar que el contenido se ajusta a la verdad y que la redacción es correcta. Hay maestros que recomiendan llevar escrito y previamente revisado el texto que va a escribir en la pizarra para obviar el verse involucrado en esta engorrosa y desmoralizante situación.

> El error más embarazoso que usted puede cometer es
> escribir una palabra con falta de ortografía, y que un alumno
> le llame la atención sobre el desliz cometido.

Una pifia de esta característica constituye un tropezón en su carrera; si además se «lesiona», ocasionándole un conflicto, la situación es más seria. Todo dependerá de cómo usted la maneje, así serán las consecuencias: una simple curita, hospitalización, o la funeraria.

Pero no existe en la escuela una falta que no se haya cometido con anterioridad, y si usted no tiene capacidad intelectual para resolverla de la manera más satisfactoria, pida consejos, es posible que algún maestro haya pasado por ese Rubicón y le brinde una magnífica solución.

En el trabajo diario en una escuela se corren riesgos, y es posible cometer un yerro, por lo tanto no se avergüence. En cualquier momento la pureza de un sueño noble, como el de los maestros, puede verse empañada por la realidad.

> Hay que recordar que la comprobación es la madre
> de la perfección.

Haga las enmiendas necesarias

No puede permitirse el «lujo» bochornoso de dejar que sus alumnos copien algo que usted sabe que contiene errores. Actúe con honestidad y realice disimuladamente las correcciones necesarias.

Si se percata por usted mismo o por el señalamiento de un alumno de que ha cometido un error ortográfico o conceptual, trate por todos los medios de enmendarlo de la manera más discreta e inteligente posible, y más importante aún, adopte las medidas racionales necesarias para no volver a cometerlo en otra nefasta ocasión. Es de sabios rectificar.

Acostúmbrese a señalar las partes más importantes de su escrito

Cuando tenga necesidad de hacer resaltar en una definición un aspecto importante de la oración, utilice un puntero o un rayo láser. ¿Por qué? Porque de esta forma está guiando la atención de los estudiantes específicamente al aspecto que usted está más interesado en destacar.

Además, empleando uno de estos dos procederes, les brindará a sus alumnos una mayor visibilidad y superior precisión en su objetivo docente.

Tenga especial cuidado al borrar la pizarra

Si la pizarra está escrita, bórrela antes de que los alumnos entren al aula. De no ser posible, hágalo con movimientos de arriba hacia abajo y, horizontalmente, solo en los lugares cerca de los marcos superior e inferior.

> Es importante que nunca borre el material escrito con movimientos circulares.

¿Sabe por qué? Porque: provocamos una mayor contaminación del medio ambiente, nos empolvamos con tiza, podemos provocar coriza en algún estudiante, pueden quedar manchas circulares en la pizarra, y se crea en los alumnos la impresión de que el maestro es una persona descuidada y nerviosa.

> Recuerde siempre comenzar a trabajar con una pizarra completamente borrada y bien limpia.

También recuerde que dentro de los principios generales del uso de la pizarra está el motivar y dirigir la actividad cognoscitiva del alumno hacia los objetivos de la clase. Es responsabilidad del maestro dar inicio al proceso de conocimiento del cerebro, haciendo llegar, con el uso adecuado de la pizarra, otros medios y sus explicaciones, a los órganos de los sentidos del alumno, las impresiones o estímulos adecuados para que viajen eléctrica y químicamente hasta los centros de procesamiento de la información en el cerebro.

Este es un importante paso en el azaroso camino de la actividad docente en el cual, mientras se deambula, podemos ser capaces de descubrir un universo alucinante de nuevas posibilidades. No cometamos el pecado de menospreciarlo.

No borre demasiado rápido el contenido escrito

Los alumnos necesitan tiempo para ver y comprender las oraciones escritas en la pizarra, para poderlas copiar textualmente y después leerlas en sus libretas, aprendérselas y recordarlas. El cerebro de los estudiantes necesita tiempo para procesar con corrección y calidad la información recibida.

> Recuerde que la sobrecarga excesiva de reescrituras, distrae la atención del estudiante y puede confundirlo.

Deje limpia la pizarra

Cada vez que termine su actividad docente con la pizarra, bórrela con calidad, de manera correcta y completa. Aquello que no quiera para usted, tampoco se lo desee a otro maestro.

Recapitulando, para utilizar la pizarra de manera óptima, un maestro debe seguir los siguientes consejos:

1. Cerciórese antes de comenzar la clase de que la pizarra, la tiza y el borrador están en insuperables condiciones.
2. Confeccione con anticipación un programa sobre el uso que le va a dar a la pizarra.
3. Distribuya el contenido de la pizarra apropiadamente.
4. No sobrecargue la pizarra de textos.
5. Encabece adecuadamente la pizarra.

6. Escriba con letra legible, y si no la tiene, utilice letra de molde.

7. Escriba con letras de tamaño adecuado

8. Escriba horizontalmente, en línea recta

9. Conserve un espacio adecuado entre palabra y palabra y entre línea y línea.

10. No recorte las palabras ni escriba abreviaturas

11. Destaque en colores las palabras que quiere fijar en las neuronas de sus alumnos.

12. Use siempre un determinado color para resaltar los conceptos o palabras fundamentales.

13. No haga en la pizarra dibujos o esquemas complicados

14. Ubíquese adecuadamente frente a la pizarra

15. No hable de espalda a los alumnos mientras escribe.

16. Nunca se confíe en el contenido de sus escritos.

17. Haga las enmiendas necesarias.

18. Acostúmbrese a señalar las partes más importantes de su escrito.

19. Tenga especial cuidado al borrar la pizarra.

20. No borre demasiado rápido el contenido escrito.

21. Deje limpia la pizarra.

CAPÍTULO XVI

Consejos docentes finales

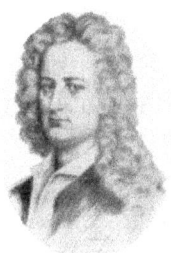

*Ninguna cosa es tan difícil como el arte de
hacer agradable un buen consejo.*
JOSEPH ADDISON *(1672-1719)*
Ensayista, poeta y dramaturgo inglés

1. Es importante que usted se percate de que, en la actualidad conocemos cómo el cerebro aprende y poseemos información científica suficiente sobre su manera de procesar los estímulos informativos que recibe, conocimientos que deben incorporarse a la actividad docente con el fin de hacerla más efectiva.

2. Los maestros no deben fundamentar sus actividades docentes en sus deseos, creencias o resultados académicos, sino en las INVESTIGACIONES CIENTÍFICAS sobre cómo el cerebro aprende.

3. Tenga presente que dos maestros parados delante de un alumno pueden tener criterios diferentes sobre la técnica más eficaz a utilizar para enseñarle, pero el cerebro del estudiante que tienen frente a ellos, solo tiene un método para procesar la información que cualquiera de los dos le transmitan y esta manera de proceder nunca varía.

4. Ocúpese de garantizar un AMBIENTE PROPICIO para el aprendizaje, que es aquel que permite y facilita la estimulación de los órganos sensoriales del alumno por la información del maestro, sin interferencias ni distracciones. En ese ambiente, tanto el maestro como el estudiante deben disfrutar de paz, tranquilidad, respeto y dignidad. Este entorno relajado estimula la secreción de neurotransmisores a nivel de las sinapsis, incrementando el rendimiento del proceso cognitivo.

5. Tenga presente que cuando UN ALUMNO SE EMOCIONA con sus explicaciones, se estimula la amígdala cerebral cuya función es controlar las emociones, se produce un estado anímico que se traduce en una sensibilización de los estímulos sensoriales que rebasan el umbral necesario para estimular eléctricamente a las neuronas (potencial de acción) y se aumenta la cantidad de neurotransmisores liberados en el botón distal de los axones, que facilitan la transmisión del estímulo nervioso informativo a través de la red de neuronas y sus sinapsis.

6. Recuerde que el vínculo que existe entre los conocimientos que usted transmite y el cerebro de sus alumnos reside en los estímulos que usted sea capaz de provocar en sus ÓRGANOS SENSORIALES. Esa es la puerta por la que penetra su información. El cerebro aprende por las conexiones que existen entre los órganos de los sentidos y las neuronas del cerebro.

7. La excitabilidad es una propiedad que tienen las membranas de las neuronas de los estudiantes, que permite a estas células generar potenciales de acción productores de señales eléctricas en respuesta a los estímulos sensoriales informativos del maestro, que posean una fuerza adecuada y se mantengan el tiempo necesario. Si los estímulos docentes del maestro no son de la INTENSIDAD, CALIDAD y DURACIÓN necesaria, el cerebro no los procesa adecuadamente, y por tanto disminuye la posibilidad de que el alumno aprenda.

8. DIVIDA LOS CONOCIMIENTOS FUNDAMENTALES a impartir en segmentos cortos, no mayores de cinco líneas y trate de encontrar una relación y una secuencia entre estos.

9. Durante el proceso de la enseñanza, PLANIFIQUE TIEMPO al cerebro de sus alumnos para que reflexione los estímulos docentes que le está enviando con el fin de que interactúe con estos. No debe transmitírselos atropelladamente.

10. Recuerde que sus explicaciones más importantes (clases), las debe proporcionar en la parte intermedia del período de tiempo que le corresponde al alumno permanecer en el aula, ya

que el inicio y la terminación, habitualmente son fases de intranquilidad y excitación.

11. Trate de que sus explicaciones sean lo más COMPREN-SIBLES posible, porque de este modo será mayor el número de conexiones entre las neuronas del estudiante y, las ya existentes relacionadas con el tema, se fortalecerán.

12. Si se percata de que el tema explicado no ha sido comprendido por un número significativo de estudiantes, REVISE con meticulosidad su planeamiento y valore la necesidad de volverlo a enseñar de una manera diferente.

13. Siempre que le sea posible RELACIONE sus nuevas explicaciones con conocimientos previos impartidos, ya que durante el proceso del entendimiento, el cerebro del estudiante, de manera inconsciente, por asociación de ideas, busca en la memoria de larga duración alguna información relacionada con el tema para procesarla con más calidad.

14. Recuerde que uno de sus objetivos durante la explicación del tema es crearle al estudiante en su cerebro UN MÓDULO INFORMATIVO y, por este motivo, cada vez que se refiera al mismo asunto, debe hacerlo siempre con idéntico vocabulario, construcción de oraciones, orden de sus conceptos e igual pronunciación, para que de manera fácil el alumno identifique las vías neuronales que utilizó para aprenderla y le sea factible acceder a los sitios donde se encuentra almacenado en la memoria de larga duración.

15. Hágale a sus alumnos la observación de que si LEEN EN VOZ ALTA un texto, tienen más posibilidad de recordarlo. Y si además, al leerlo le imprimen un énfasis y ritmo adecuado, tendrán más oportunidad de almacenarlo en la memoria de larga duración.

16. Hágale saber a sus alumnos que la cantidad de conocimientos que adquiere está en relación con el TIEMPO QUE LE DEDIQUEN a aprender. Mientras más horas le consagren al estudio, mejor procesará el cerebro la información y aumentarán las posibilidades de memorizarla por largo tiempo.

17. En la exposición de los conceptos fundamentales de un tema, EMPLEE FRASES CORTAS y, las partes más importantes, expóngalas al principio o al final. El estudiante atiende y capta con más eficiencia el inicio y la terminación de una oración y por lo tanto estas dos partes son mejor procesadas por el cerebro.

18. Asígnele al material que va a enseñar un período de tiempo prudencial de acuerdo con su complejidad y, a medida que el tema sea más difícil de entender, explique menos materia en un mayor período de tiempo.

19. Tenga en cuenta que es posible que el alumno no tenga una noción clara y precisa de cuál es el MÉTODO DE ESTUDIO ideal para obtener éxito en su aprendizaje, y que no existen programas destinados a enseñar y controlar el procedimiento de estudio que deben seguir los alumnos.

20. Evite las INTERFERENCIAS: PROACTIVA Y RETROACTIVA al programar los temas que tiene que enseñar a sus alumnos. La interferencia proactiva se produce cuando el aprendizaje de la explicación de un tema nuevo se ve interferido por el contenido en la memoria de larga duración de otro tema explicado con anterioridad, pero con similitud de contenido con el actual. La interferencia retroactiva se lleva a cabo en el cerebro de sus alumnos cuando una nueva explicación de una materia es difícil de entender porque tiene similitud con alguna explicada con anterioridad, ya aprendida y memorizada. La mejor manera de evitarlas es que usted, durante su intervención, señale las similitudes y las diferencias que tienen, a fin de evitar confusiones y además, para que le sirvan de utilidad por su parecido, para entender y aprender el tema que actualmente está explicando.

21. Trate de confeccionar MAPAS DE CONCEPTOS con el contenido de los temas que tiene que enseñar, en los cuales usted les muestra las relaciones en sucesión entre los diferentes aspectos y proyécteselos a sus alumnos. Imagínese que está dibujando o construyendo un mapa mental en el cerebro de sus

alumnos con sus neuronas y la información que le transmite, de la misma forma en que usted concibe que las células cerebrales de ellos vayan a enlazarse para almacenar este conocimiento.

22. REPASE CON FRECUENCIA PROGRAMADA los temas que explica a sus alumnos. No presuponga que el hecho de haberlo explicado una vez, sea motivo suficiente para que se lo aprendan. Este proceder es de utilidad para corregir errores de concepto si los tenían y para que aquellos que lo entendieron con perfección, puedan consolidar las veredas neuronales que se establecieron y ayudar a almacenarlo de manera organizada en la memoria permanente.

23. Recuerde que cuando un tema se escucha y sus ilustraciones se ven más de una vez, se procesará por el cerebro más rápidamente en la próxima ocasión que se imparta. Se acepta que una vez que las neuronas establecen conexiones para memorizar una información, hay un período de tiempo de horas o días durante el cual las conexiones pueden revertirse. Por este motivo, si el maestro no repasa el tema explicado o el alumno no lo estudia, es posible que el material se desvanezca; y si por el contrario, lo repetimos (el maestro o el alumno), los cambios se hacen permanentes y una vez que estén firmemente establecidos, se hace más difícil borrarlos.

24. Si unos pocos alumnos no entienden sus explicaciones, fundamentadas en los principios por los cuales el cerebro se rige para aprender, no se decepcione, el proceso del aprendizaje se compone de dos partes, usted cumplió con rigurosidad la suya, ahora solo falta que ese pequeño número de alumnos desempeñe el papel que le corresponde.

El maestro y su responsabilidad en el proceso docente con el alumno

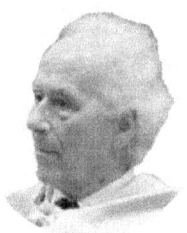

Los educadores son artistas. La educación es una obra de arte.
OCTAVI FULLAT I GENÍS
(1928-)
Sacerdote escolapio y filósofo catalán

El maestro, como elemento comunicador del contenido del libro de texto de la asignatura que imparte, tiene que ser un virtuoso de su profesión para poder dirigir sus enseñanzas a los órganos de los sentidos de sus alumnos, por medio de los cuales ellos captan sus informaciones y las trasladan a las neuronas del cerebro, que se encargan de entenderlas, interpretarlas, procesarlas y almacenarlas.

Y si digo que el maestro tiene que ser un artista, no exagero, solo me circunscribo a su definición: la persona que hace algo con suma perfección, cumplimentando un conjunto de principios, reglas y habilidades necesarias para llevar a cabo con calidad esa actividad.

Es decir, el maestro además de su capacidad intelectual, debe conocer los fundamentos teóricos por los que se rige el aprendizaje de sus alumnos: órganos sensoriales y cerebro, y poseer el conjunto de habilidades y características personales que le permitan poner en práctica esos conocimientos con éxito.

El trabajo de un maestro tiene un valor artístico en la misma medida en que domine el contenido de la materia que imparte y tenga la capacidad para transmitirla en su labor docente cotidiana, adecuadamente, con talento y maestría.

Y su labor tiene un valor estético, cuando es capaz de estimular emocionalmente a sus alumnos, inclinándolos a prestarle atención, despertar sus intereses y motivarlos a aprender.

Un maestro se puede catalogar de «calificado», esto es, poseedor de autoridad, prestigio, respeto y conocimientos, cuando es usufructuario de los conocimientos de la materia que imparte, domina los procedimientos necesarios para impartirlos, conoce la importancia de los órganos de los sentidos de los alumnos y es depositario de un conocimiento cabal del funcionamiento de sus cerebros y neuronas.

Pero además, entre sus objetivos docentes está el que los conocimientos que transmite, tengan en sus alumnos un EFECTO PERMANENTE, por ser ellos capaces de trasladarlos hasta sus memorias de larga duración.

Si no es así, si solo los retienen en sus memorias de corta duración y después los olvidan, no significa esto que aró en el mar, no, bajo ningún concepto, el maestro sembró las semillas de conocimientos en el terreno cerebral fértil de sus alumnos. Si estos no se encargaron de regarlas y fertilizarlas, no es su responsabilidad, ya que él desempeñó la labor docente que le correspondía hasta su etapa final, del resto, puede preocuparse y chequearlo, pero no realizarlo.

El compromiso primordial de esta esencial etapa descansa sobre los hombros de sus alumnos y respectivos padres, y la única persona que puede acompañar las enseñanzas del maestro hasta su destino final —la memoria de larga duración—, una vez que están dentro de su cerebro, es el alumno; ningún otro individuo puede ayudarlo a trasladar esta valiosa carga a los almacenes cerebrales que están destinados a guardarlos hasta que los necesite o quiera recuperarlos y emplearlos.

Es conveniente señalar que el proceso docente comprende los siguientes elementos:

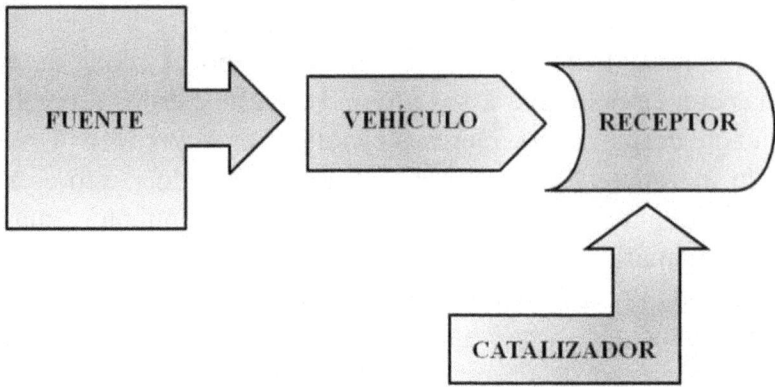

La FUENTE son los libros de texto que contienen la información a utilizar por los alumnos; el VEHÍCULO, la actividad docente que el maestro debe realizar con esta información, aderezada con sus conocimientos y experiencia; el RECEPTOR, el alumno con las características genéticas de su cerebro, su personalidad y motivaciones para aprender; y el CATALIZADOR, los padres, con su preocupación de que su hijo lleve a cabo las acciones necesarias con las cuales pueda procesar la información transmitida por el maestro o adquirida a través de los libros de texto.

Todas y cada una de las etapas del proceso docente tienen que cumplimentarse con calidad y dedicación, ya que si alguna de ellas se omite, o se lleva a cabo con deficiencia, su producto final, «el aprendizaje», no se obtiene o se logra con deficiencias.

La vinculación entre los cuatro elementos de este proceso tiene que ser fluida y expedita, de compenetración y comunicación. Es necesario tener un libro de texto comprensible, es importante poseer un maestro capacitado, es indispensable que el alumno tenga un cerebro genéticamente competente y con una personalidad proclive al estudio y es imprescindible contar con unos padres preocupados y ocupados en los estudios de sus hijos. Y este proceso tiene dos conductores que tienen que asumir sus responsabilidades: el MAESTRO en la escuela y los PADRES en el hogar.

No es que queramos eludir las nuestras en los 60 minutos que pasamos con ellos en la escuela, sino que queremos aclarar cuál es nuestra real participación y compromisos para con nuestros alumnos.

Algunos legisladores de la Florida no son conscientes de cómo aprende el cerebro y quieren responsabilizar totalmente al maestro de los resultados que sus alumnos obtengan en las evaluaciones académicas.

De los 1,440 minutos que vive un alumno durante un día de 24 horas, un maestro dispone solo de 60 de ellos, es decir el 0.24% del tiempo de vida diaria de un estudiante. Durante esos 60 minutos el maestro tiene que llevar a cabo actividades diversas, además de impartir la clase, como por ejemplo: tomar la asistencia, recoger las tareas que realizaron en la casa (*homework*) e imponer disciplina en el aula (a lo que las estadísticas más conservadoras le atribuyen el 30% de su tiempo).

Esos 60 minutos se pueden reducir a un tiempo efectivo de unos 30 minutos para impartir la clase, y esto significa que dispone en la práctica del 0.12% del tiempo diario de un alumno para impartirle docencia, sin contar con las interrupciones cotidianas, anuncios por los altoparlantes, estudiantes que quieren ir al baño, confección de pases, llamadas telefónicas de la oficina, visitas del personal administrativo, etc.

Y en ese nano-espacio de tiempo tiene tres posibilidades: enseñar bien, regular o mal. Por supuesto que no es tolerable que un educador no realice de forma adecuada sus funciones docentes, y esta eventualidad está perfectamente contemplada y controlada en los reglamentos del sistema escolar, en los cuales existen procedimientos para fiscalizar la calidad del maestro mediante supervisiones periódicas que se llevan a cabo en el aula por el equipo de dirección de la escuela, y medidas a aplicar de acuerdo con los resultados obtenidos.

Hasta aquí todo está bien transparente como el agua de manantial y organizado a la perfección como el universo, ya que el sistema escolar:

- o no tolera tener maestros que no estén capacitados
- o posee mecanismos establecidos para detectarlos
- o posee reglamentos para sancionarlos o despedirlos

Ahora bien, veamos la otra cara de la moneda. El proceso docente está formado por un trinomio constituido por: el maestro, el alumno y los padres.

Ya hemos analizado prolija y meticulosamente al maestro, y hemos puntualizado que su función es enseñar al alumno durante los escasos 30 minutos de que dispone como promedio todos los días, durante cinco días de una semana ocupando el 0.12% del tiempo de vida diaria de un alumno.

Pero además, su principal actividad es transmitirles a los estudiantes estímulos docentes, visuales y auditivos, que exciten sus órganos de los sentidos y por esta vía llegar a las neuronas de sus cerebros con el fin de que capten estos conocimientos y después, mediante el ESTUDIO, los procesen y se los aprendan, lo que equivale a guardarlos en sus memorias de larga duración para recurrir a ellos en el momento oportuno.

Porque un criterio importante a tener en cuenta es que, habitualmente, el alumno NO APRENDE EN EL AULA, allí solo se informa. Sí, no crea que estoy desvariando, aprender significa adquirir conocimientos por medio del estudio o de la experiencia y llevarlos a la memoria de larga duración, para con estos salir poco a poco del mundo tedioso, aburrido, rutinario y penoso de la ignorancia, hacia un horizonte pleno de sabiduría y belleza intelectual.

El ESTADO DE ÁNIMO del estudiante es fundamental para acondicionar las neuronas e impregnarlas con un deseo insaciable y un regocijo intenso para recibir los conocimientos con los cuales ampliar su horizonte y dar a su vida un nuevo sentido.

Y como usted, lector inteligente, se podrá imaginar, el cerebro de un estudiante en los apenas 30 minutos de actividad docente que tiene en la escuela con el maestro de una asignatura, no puede llevarse a la memoria de larga duración prácticamente ningún conocimiento profundo, solo nociones generales y directrices útiles para en su casa estudiar y llevar a cabo el proceso mental, con los conocimientos impartidos por el maestro, durante los 1,380 minutos que le quedan del día y la ayuda, preocupación, control y supervisión de sus padres.

Este proceso, por lo tanto, requiere del alumno:

1. Querer aprender, desear adquirir los conocimientos, tener interés en aprobar la asignatura y anhelar graduarse con altas calificaciones. El maestro no puede ser responsable de estos sentimientos y actitud del estudiante.

2. Atender al maestro, motivarse por el tema a tratar y poner sus cinco sentidos en función de la actividad docente. El maestro no puede ser, totalmente, el responsable de estos sentimientos y actitud del alumno.

Suponiendo que tenga interés y que atienda a las explicaciones del maestro, se presentan dos variantes:

a)   las comprende, y después tiene que continuar trabajando con estos conocimientos para aprendérselos

b)   no comprendió las explicaciones del maestro, y esto puede deberse a dos motivos:

• el maestro no fue explícito en sus disertaciones y esto constituye un *handicap*, pues al estudiar el tema pasará más trabajo para entenderlo, procesarlo y llevarlo hasta su memoria de larga duración (aprendérselo). En este caso, el maestro sí es el responsable de esta negativa repercusión docente en el cerebro de sus alumnos y la dirección de la escuela debe tomar las medidas pertinentes para solventar esta situación.

• el maestro fue claro y empleó los procedimientos correctos, pero el alumno genéticamente tiene dificultades intelectuales para asimilar sus explicaciones

Recuérdese que el cerebro de los alumnos fue elaborado con la programación genética de sus padres, y que esta masa de tejido cerebral, aunque tiene libertad de acción, tiene que regirse por los patrones trazados por los genes de sus antecesores. Tiene posibilidad de actuar, pero siempre dirigido por las normas con que fue fabricado.

No existen dos cerebros exactamente iguales, hay diferencias importantes en su tamaño, número y organización de sus neuronas, contenido de información genética en el soma de estas y además, tres elementos básicos influirán decisivamente en su futuro funcionamiento:

o los factores hereditarios

o la educación recibida desde el nacimiento por sus padres, el ambiente familiar y social

o el estudio y los conocimientos adquiridos en el entorno escolar

El maestro no puede ser —y no es— el responsable de estas características anatómicas, familiares y sociales de sus alumnos.

3. Estudiar en la casa las notas de clase o el libro de texto, durante el tiempo suficiente y en la forma adecuada, para lograr trasladar los conocimientos hasta la memoria de larga duración. Si no lo hace, el maestro no puede ser el responsable, *in absentia* (en ausencia), de esta particularidad de la personalidad del estudiante, o de la falta de acción de sus padres.

4. Identificar los conceptos que está estudiando, llevarlos a sus palabras (codificarlos) e interpretarlos. Si no es capaz de hacerlo, el maestro no puede ser el responsable, repito, *in absentia*, de esa característica del cerebro de su alumno.

5. Después de interpretar los conocimientos, analizarlos, razonarlos, reflexionarlos y meditarlos para que sus neuronas lleven a cabo conexiones con ellas. Tampoco el maestro puede ser el responsable, *in absentia*, de esas peculiaridades del cerebro de su alumno.

6. Y finalmente, REPETIR el estudio, repetir y repetir una vez más. A mayor número de repeticiones del estudio, mejor, con el fin de que las neuronas fabriquen proteínas en las sinapsis de las conexiones que se han llevado a cabo para consolidarlas y almacenar los conocimientos en forma de memoria de larga duración, es decir, MEMORIZARLOS. ¡Y memorizar, es aprender! Si el alumno no es capaz de hacerlo, el maestro no puede ser el responsable, *in absentia*, de esa característica del cerebro de este o de su negativa actitud.

> Por todo lo dicho, las calificaciones del alumno como resultado de sus pruebas periódicas y exámenes finales no pueden ser apreciadas como un elemento decisivo y representativo de la calidad del maestro, esta puntuación es consecuencia de una responsabilidad compartida.

Si me preguntaran qué porcentaje corresponde a cada uno de los miembros de este trinomio en la actividad docente cotidiana que se va a reflejar en la calidad de sus notas, yo les contestaría que el 20% pertenece al maestro y un 80% al alumno y sus padres.

En el análisis de los resultados académicos de los estudiantes debe utilizarse el método deductivo. Veamos un ejemplo:

> Un maestro de Matemáticas tiene 30 alumnos en su clase, de los cuales 15 (50%) obtuvieron una calificación de «F» en el examen final.

¿Por estos resultados se debe catalogar al maestro como deficiente en su trabajo y despedirlo o reducirle el salario? Nuestra respuesta categóricamente es NO; primero hay que ir de lo general (15 alumnos con notas malas) a lo particular, esto es, al análisis individual de los que obtuvieron una «F».

Veamos primeramente cómo se comportaron sus notas en las otras 5 asignaturas. Existen dos posibilidades:

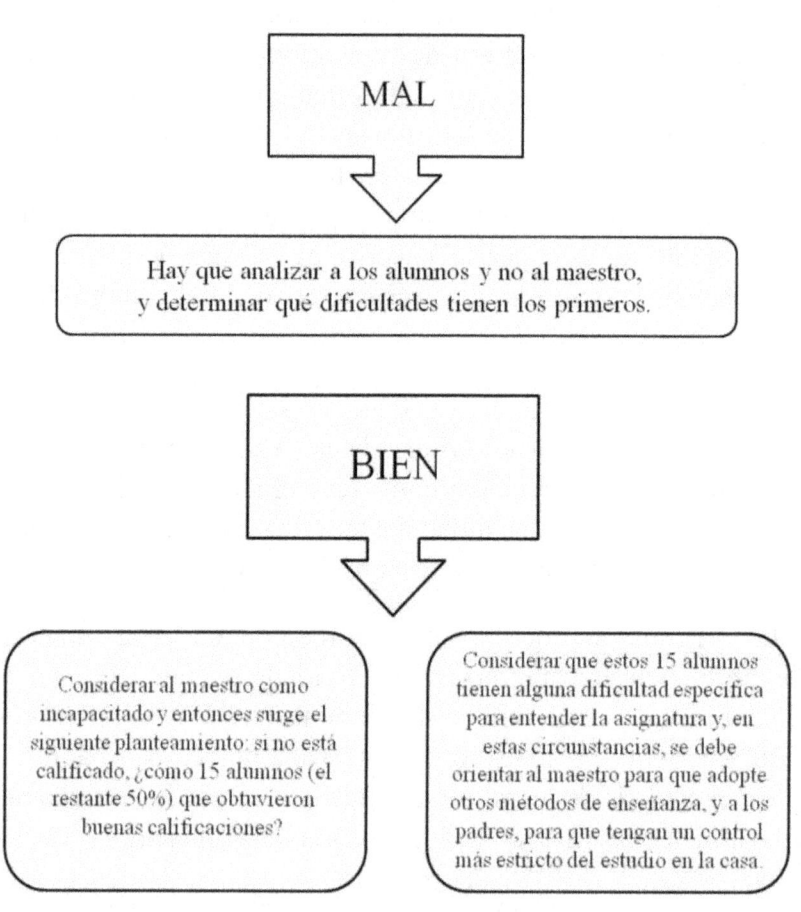

MAL

Hay que analizar a los alumnos y no al maestro, y determinar qué dificultades tienen los primeros.

BIEN

Considerar al maestro como incapacitado y entonces surge el siguiente planteamiento: si no está calificado, ¿cómo 15 alumnos (el restante 50%) que obtuvieron buenas calificaciones?

Considerar que estos 15 alumnos tienen alguna dificultad específica para entender la asignatura y, en estas circunstancias, se debe orientar al maestro para que adopte otros métodos de enseñanza, y a los padres, para que tengan un control más estricto del estudio en la casa.

También es importante fijarse no exclusivamente en sus notas académicas, sino además en el grado que obtuvo en su conducta, porque un alumno con «D» y «F» en su comportamiento en clase, es casi seguro que mantiene una conducta disruptiva y no presta atención a las explicaciones del maestro; por lo general, un alumno con estas características de la personalidad, casi nunca es un buen estudiante.

Es conveniente aclarar que el niño no va a la escuela porque el maestro así lo dispone, sino porque sus padres lo envían, conscientes de la necesidad que este elemento formativo tiene en la vida de sus hijos.

Y si bien la responsabilidad de la estructura educacional (maestros, planes de estudios, escuelas), es estatal, los padres no pueden eludir el COMPROMISO MORAL Y LEGAL que tienen con este aspecto fundamental de la crianza de sus hijos, ni despojarse del vestuario de maestros prácticos, porque la escuela más importante que los niños tienen, es el hogar.

Las clases en su casa son diarias, el tiempo de que disponen son los 1,380 minutos restantes del día, y los resultados que obtengan en los exámenes también dependen de los problemas y circunstancias que enfrenten en su vida cotidiana. Si en ocasiones quieren volcar sobre los maestros la desidia de otras personas, no es culpa del maestro; si no son capaces de percatarse de su papel en esta educadora labor, no es culpa del maestro; si la televisión u otra distracción le sustrae negligentemente de su fundamental tarea, tampoco es culpa del maestro. Cada cual debe desempeñar el papel que le corresponde en esta faena y asumir la culpa que le pertenece.

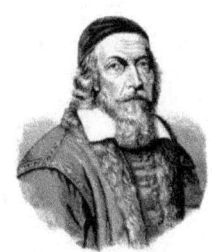 Jan Amos Comenius, *Komensky* (1592-1670), fue un pedagogo, filósofo y teólogo, nacido en la actual República Checa. Se le conoce como el padre de la Pedagogía, el inventor del libro de texto y el precursor de las ilustraciones en los libros de educación; sus aportes a la enseñanza son infinitos.

Escribió varios libros, en uno de los cuales, *Didáctica Magna*, subrayó: «Hay que poner mucho énfasis en el modelo de padres que se tiene, porque por medio de ellos dependerá la educación que tengan los hijos frente a la sociedad».

Y para terminar este capítulo, es conveniente señalar que está totalmente demostrado que cuando los padres participan activamente en la educación de sus hijos (escuela y hogar), estos mejoran en la asistencia a la escuela, la actitud hacia el estudio se beneficia, la conducta se convierte en positiva, las calificaciones académicas se incrementan, la deserción escolar disminuye, las relaciones con los maestros se acrecientan, se fortalecen y la comunicación entre padres e hijos se enriquece.

Figura XVII-1. Esquema del maestro y su responsabilidad en el proceso docente con el alumno

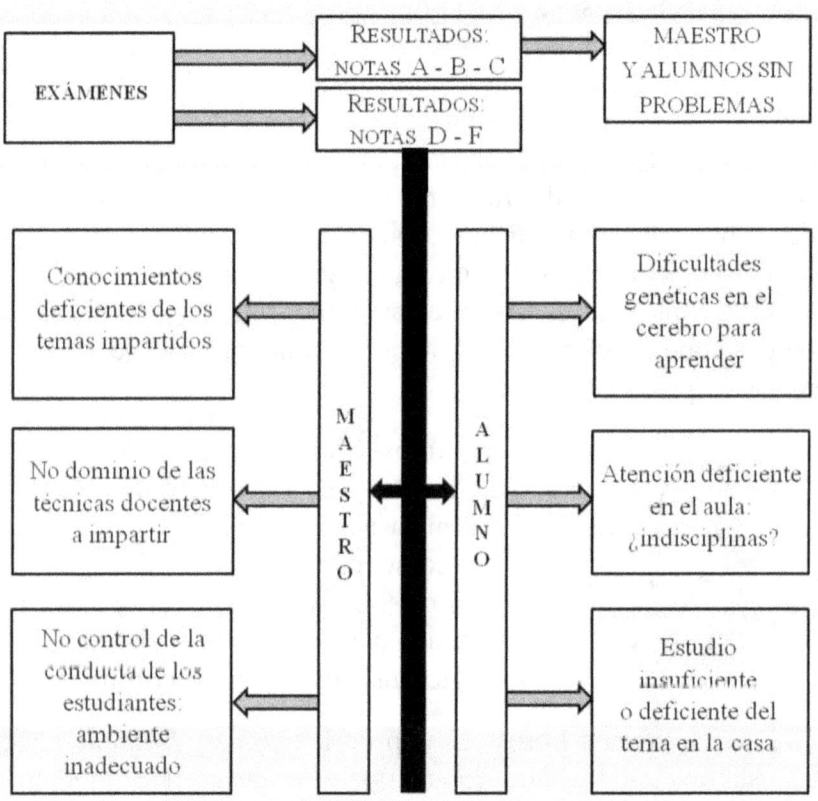

CAPÍTULO XVIII

Análisis y consideraciones generales del plan de estudio

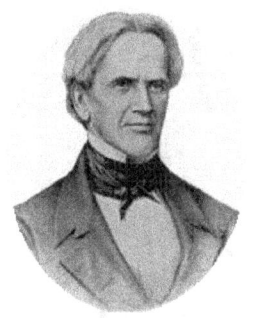

El maestro que intenta enseñar sin inspirar en el alumno el deseo de aprender está tratando de forjar un hierro frío.
HORACE MANN
(1796-1859)
Educador estadounidense

Los fines y objetivos contenidos en los planes de estudio son confeccionados por la comisión designada por los miembros del sistema escolar para llevar a cabo esta importante misión, que a mi juicio debe cumplimentar las necesidades siguientes:

1. Dotar al estudiante de una educación integral básica, acorde con el desarrollo científico, técnico y cultural actual.

2. Prepararlo para desempeñar en la sociedad, una función que le garantice sus necesidades sociales, económicas e intelectuales, y que esta actividad sea útil a la sociedad y satisfaga su vocación.

3. Contribuir a la formación de la personalidad del alumno, no solo con elementos intelectuales, sino también en los aspectos relacionados con la actuación como un ciudadano honesto, responsable, cumplidor de los deberes sociales y políticos, de respeto a los valores nacionales, sus símbolos patrios y el amor por la patria.

Ahora bien, estos planes de estudios carecen de lógica y fundamentos si no están elaborados basándose en la forma en que aprende el cerebro de los estudiantes. Solo de esta manera pueden cumplimentarse de modo sensato los fines que se han establecido.

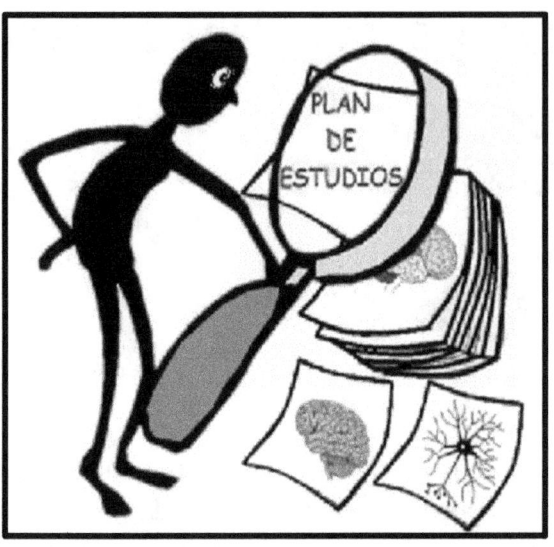

Si tenemos en cuenta que el tiempo de instrucción de que dispone el maestro para enseñar una asignatura y el estudiante para aprenderla es de una hora diaria durante aproximadamente unos 170 días escolares al año, vinculada además con otras 5 asignaturas, se debe analizar, por este importante motivo, la posibilidad de prolongar el tiempo que un alumno permanece al día con el maestro de una asignatura.

Además, se debe tener en cuenta que es ilógico el proveerle al cerebro de los estudiantes 6 materias distintas en un día, una cada 60 minutos. Esta mezcla de información que se le suministra es posible que no sea lo más saludable para sus neuronas.

La masa encefálica pudiera preguntarse, aturdida: ¿cuál procesar?, ¿matemáticas, biología, ciencias sociales, literatura, computación, idioma? ¿Cómo la selecciono? ¿Cuál priorizo?

Me tomo la libertad de sugerirles que seleccionen, entre sus trabajadores de oficina más cultos e inteligentes, a cinco de ellos, para que lleven a cabo el siguiente experimento intelectual.

Repartir a cada uno de sus integrantes, 6 libros de novelas, el mismo número de asignaturas que diariamente tienen que cursar los estudiantes de grados 6 al 12. Les ofrezco algunos ejemplos de libros que pudieran ser, que he seleccionado al azar:

- *El Código Da Vinci*, del escritor norteamericano Dan Brown (1964-), cuya trama se centra en los intentos de Robert Langdon para resolver el misterio del asesinato de Jacques Sauniere en el Museo del Louvre de París.

- *Oliver Twist*, del inglés Charles Dickens (1812-1870), sobre un niño procedente de un hospicio que al crecer termina uniéndose a Fagin y su banda de delincuentes.

- *El Escarabajo de Oro*, del estadounidense Edgar Allan Poe (1809-1849), sobre William Legrand y su criado Júpiter, que buscan el tesoro de un pirata en la isla Sullivan, ordenándosele a Júpiter que se suba a un árbol y haga pasar el escarabajo de oro atado a un cordel por el ojo izquierdo de una calavera, para precisar el sitio de las riquezas escondidas.

- *Miseria*, de Stephen King (1947-), narrador norteamericano de novelas de terror. En esta describe las crueldades y angustias vividas por el escritor Paul Sheldon, después de haber tenido un accidente de automóvil en unas colinas nevadas, con fracturas de ambas piernas, y haber sido recogido y secuestrado por Annie Wilkes, enfermera fanática de dicho novelista.

- *La Firma* o *La Tapadera*, de John Grisham (1955-), autor estadounidense de novelas de suspenso. En esta relata la vida de Mitch McDeere, joven y brillante abogado recién graduado, que consigue un empleo en un famoso bufete de Memphis, detrás del cual imperan la corrupción y los asesinatos.

Robinson Crusoe, del novelista inglés Daniel Defoe (1659?-1731), libro en el que se reseñan las aventuras de este joven que huye de su casa, se enrola en la tripulación de un barco que naufraga, y sobrevive en una isla en la que habita solo durante 27 años, y finalmente con un indio al que llamó Viernes.

Después de distribuidos los libros, los empleados elegidos tienen la encomienda de leer diariamente, durante una hora, cada uno de los volúmenes repartidos y al cabo de tres semanas, reunirse con los respetables miembros de la junta escolar para intercambiar los conocimientos adquiridos individualmente de estos valiosos ejemplares. Y les auguro, que lo más probable es que lleguen a las siguientes conclusiones:

o   Robinson Crusoe, un joven y brillante abogado, fue contratado por un prestigioso bufete

o   Oliver Twist murió asesinado en el Museo del Louvre

o   Willian Legrand fue secuestrado y torturado por la enfermera Annie Wilkes

o   El joven y brillante abogado Mitch McDeere naufragó en una isla, viviendo solitario durante 27 años

o   Jaques Soumiere se unió a la banda de Fagin

o   Robert Langdon, después de encaramarse en el árbol, le pasó el escarabajo a la calavera por el ojo equivocado

Tal vez, así como les he descrito los resultados de este experimento intelectual, igualmente les pudiera suceder a los estudiantes que tienen que recibir la información de seis asignaturas atropelladamente, de un local a otro, de timbrazo a timbrazo y estudiarlas, diariamente.

Debido a esta razonable y científica realidad, hay que valorar la posibilidad (decisión y labor extraordinariamente difícil) de modificar los planes de estudio con vistas a reducir el número de asignaturas por día y prolongar la estancia de los alumnos en el aula.

El curso escolar del condado y la ciudad de Miami comprende unos 180 días de actividades docentes a los alumnos, desde el mes de agosto hasta el mes de junio del próximo año, después de sustraer los días en que la escuela permanece cerrada laboralmente: los días de planificación del maestro y los medios días de las salidas tempranas de los alumnos, sin tener en cuenta unos 11 días feriados federales al año. Como cada día se imparte una hora de clase en 6 asignaturas, esto quiere decir que el curso comprende unas 180 horas «efectivas» de clase para cada asignatura en un año escolar.

Pongamos el ejemplo de una educación pre-universitaria (*high school*: grados 9, 10, 11 y 12), que comienza sus actividades a las 7:20 A.M. hasta las 2:30 P.M., es decir 7 horas. Si se le resta media hora de almuerzo y cinco minutos para trasladarse de un aula a otra en los seis períodos (35 minutos en total), quedan 6 horas de actividad docente diaria.

¿Cómo pudiera organizarse el curso escolar para adaptarlo a la forma de aprender los órganos de los sentidos y el cerebro de los estudiantes?

Existe un sistema de clases que se conoce con el nombre de «en bloque», en el cual el alumno permanece más tiempo en el aula, y que consideramos debe implantar el distrito de escuelas públicas del condado de Miami-Dade, para sustituir al actual, que es anacrónico y se adapta menos a los progresos de la neurociencia en lo que al modo de aprender del cerebro respecta.

En resumen, mi recomendación sería:

Disminuir el número de asignaturas que se enseñan por día
Prolongar el tiempo de estancia del alumno en la clase de cada asignatura
Que los alumnos permanezcan en la misma aula todo el día, para lo cual sería necesario movilizar a los maestros y no a los alumnos

Usted podrá argüirme que dos horas de clase es demasiado tiempo y yo le diría que tal vez de inicio parecería un tiempo demasiado prolongado, pero evidentemente, es más racional y se ajusta, con una lógica irrebatible, al método de aprender el cerebro del estudiante. Durante este espacio de tiempo se le pueden programar actividades docentes en base a la forma en que las neuronas procesan la información, concentrándose en tres tipos de información al día. De esta forma se alivian los conflictos de información al cerebro.

Las actividades que se pudieran programar serían:

o   las clases habituales del maestro – TRANSMISIÓN DE IN-FORMACIÓN

o   tareas en relación con el tema impartido, desarrollando habilidades en la ESCRITURA

o   espacio de tiempo para PREGUNTAS de los alumnos, con las que logren evacuar las dudas surgidas sobre el tema, con el fin de tener la completa seguridad de que entendieron las explicaciones del maestro o el contenido de la lectura, etapa trascendental para que el cerebro continúe procesando la información adecuadamente

o   espacio de tiempo para ESTUDIO INDIVIDUAL del tema y reflexionar sobre el mismo, desarrollando además, pericia en la lectura

o   actividades en la biblioteca para ampliar el tema en distintos libros

o   actividades en el laboratorio de computación para buscar información en Internet sobre el tema

o   exposición oral sobre el tema frente al colectivo de alumnos

o   proyección de documentales relacionados con el tema

o   invitación de conferencistas que sean especialistas en el tema que se imparte

o   trabajo en equipo

o   pruebas periódicas sencillas, sin valor en su calificación final, solo para detectar insuficiencias en los conocimientos

o   y finalmente, un resumen por el maestro (repetición) para fijar los conceptos al final de la sesión.

El plan de estudio así confeccionado tendría las ventajas siguientes:

•   se elimina el trabajo escolar para la casa y se garantiza que lleva a cabo en la escuela el que sea necesario

•   se garantiza que el alumno estudie, pues se le asignaría un tiempo para que lleve a cabo esta importante función, durante el cual trasladaría, en la misma escuela, la información del maestro hasta su memoria de larga duración

•   se asegura la presencia prolongada del maestro para eva-cuar las dudas que pueda plantear el alumno

•   se facilita que el alumno pueda estudiar con el libro de texto en la escuela, sin necesidad de tener que llevárselo para su casa, ya que no siempre hay disponibilidad numérica para que pueda hacerlo

•   Se elimina el estrés, dejándose de martirizar sus amíg-dalas cerebrales, al suprimir los timbres diarios para avisar que la clase se terminó y el «corre-corre» de una masa de alumnos trotando cada hora por los pasillos al trasladarse de un aula hacia otra

•   Y lo más importante, se prescinde de la confusión pro-ducida en las neuronas y sinapsis del cerebro por la recepción de seis informaciones distintas todos los días

El sistema escolar no debe fijar exclusivamente su mirada en el maestro, el cual, si bien tiene un trabajo importante en el aula, no es menos cierto que el alumno debe ser visto como un ele-mento dinámico con iniciativas creadoras. Y si se considera ne-cesario supervisar las actividades del maestro, también tienen que establecerse los mecanismos para inspeccionar y controlar el desempeño de los estudiantes.

Los conocimientos que el alumno debe aprender no están solo en el cerebro del maestro y en sus habilidades para transmitirlos, también se pueden encontrar en los libros de textos, pero la manera de procesar ambos conocimientos (del educador y del libro) únicamente se puede llevar a cabo en el cerebro del estudiante.

Si el maestro es ineficiente, el alumno puede obtener la información de los manuales, pero si el estudiante no tiene interés en procesar la información y no sigue la metodología cerebral precisa para aprenderla, jamás podrá asimilarla, por muy eficaz que sea el maestro en sus explicaciones.

Y en estos momentos me surge una inquietud: en la actividad docente, tanto el maestro como el alumno son importantes, pero, ¿cuál es la parte fundamental?, ¿el maestro o el alumno?

> El maestro sin el alumno no puede enseñar.
> El alumno sin el maestro sí puede aprender.

Mi objetivo no es despojar de méritos al maestro, sino establecer el valor y la responsabilidad que el alumno tiene que ocupar en el proceso docente.

Recuerde que son las neuronas de los alumnos las que, tomándolos de la mano, los conducen a la escuela. Ellas, en conjunto con los circuitos establecidos en sus sinapsis, forman la personalidad del alumno, constituida por sus sentimientos, conceptos morales, voluntad, deseos de aprender, amor al estudio, responsabilidad personal e inclinación a la superación cultural.

Y el maestro recibe este conjunto de características y diferencias individuales que distinguen un alumno de otro para trabajar con dichas neuronas durante 60 minutos, con su ejemplo y sus acciones.

Pero cambiar o modificar el carácter, temperamento o identidad de 180 estudiantes (un promedio de 30 en cada uno de los 6 períodos diarios) y a la vez enseñar, es una tarea más monumental y difícil que los 12 trabajos de Hércules.

Para impartir una clase, el maestro necesita mostrar una competencia artística creadora que se puede medir y valorar objetivamente, pero el proceso de aprendizaje del alumno es puramente subjetivo.

¿Cómo estimar la capacidad genética que el cerebro tiene para adquirir sus enseñanzas? ¿Cómo medir el grado de atención que presta? ¿Cómo valorar el interés que tiene por la actividad docente del maestro? ¿Cómo evaluar el nivel de comprensión del tema? ¿Cómo averiguar si el alumno estudia en la casa? ¿Cómo determinar si reflexiona el contenido de la información recibida?

Estas características de la actividad docente hay que tenerlas en cuenta a la hora de evaluar sus resultados. No es posible lograr los objetivos docentes establecidos si no se posee un conocimiento cabal de cómo aprende el cerebro de los estudiantes, si no se establece y se sigue una metodología consecuente y lógica para enseñar una asignatura teniendo en cuenta los avances logrados por la neurociencia en este campo y si no se supervisa si el alumno está cumplimentando los pasos que requiere su cerebro para procesar la información que recibe del maestro.

A continuación preciso algunas sugerencias en cuanto a la metodología a seguir.

1. El sistema escolar debe establecer el contenido y los objetivos de la enseñanza acorde a la forma en que el cerebro de los estudiantes aprende.

2. El maestro debe estudiar y aprender lo anterior.

3. El maestro debe confeccionar un plan de clase acorde con los objetivos, que comprenda:

    a. las reglas y principios enumerados en este libro

    b. los factores que intervienen en el proceso de adquisición de conocimientos maestro-alumno.

4. Impartir una clase con la metodología que hemos descrito, siguiendo el patrón de comportamiento de los órganos de los sentidos y del cerebro.

5. Emplear los medios materiales de apoyo (incluyen la pizarra) acorde a los nuevos criterios de asimilación del cerebro del alumno y de sus órganos de los sentidos.

Platón, alumno de Sócrates que a la muerte de este fundó una Academia y creó un método docente basado en adiestrar a sus alumnos para que pensaran por sí mismos a la luz de la razón, se planteaba una pregunta que consideraba fundamental: ¿qué es el conocimiento?

Considero que si viviera en esta época, seguramente se la hubiera formulado de esta manera: ¿cómo el cerebro procesa el conocimiento?

Estamos convencidos de que un método docente que no se somete periódicamente a un análisis y revisión, no merece permanecer vigente y, si se mantiene demasiado tiempo, virgen de estudio y razonamiento, se convierte en víctima de los embates del implacable señor tiempo: se anquilosa, se deteriora y envejece.

Usted me podrá responder como Nicolás Maquiavelo (1469-1527) escritor y político italiano: «Cualquier medio es aceptable en tanto y en cuanto sea eficaz».

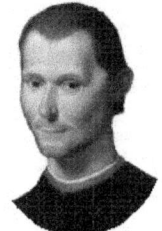
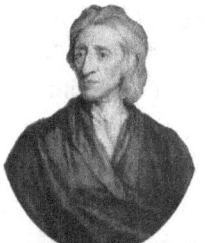

Nicolás Maquiavelo   *John Locke*

Y yo pudiera responderle con palabras de John Locke (1632-1704), filósofo inglés, tomadas de su libro *Sobre el entendimiento humano*: «Mi objetivo es despejar el terreno y remover la basura que se levanta en el camino del conocimiento».

Por más que todas las vías que se sigan para analizar este nuevo criterio docente se consideren anfractuosas, podemos estar seguros y convencidos que todas ellas nos conducen al modo en que el cerebro de los estudiantes procesa la información que reciben de sus maestros. Esta teoría se nutre, respira y necesita de la comprensión del maestro y todos los niveles de dirección.

La solidez de este método es tan avasalladora y evidente que nos es fácil percibir que es verdadero, sobre todo si se lee con pupilas receptivas, se analiza con un cerebro esponjoso y se interpreta con ánimo benevolente, sin permitir que los conceptos captados se momifiquen ni fallezcan antes de procesarlos. También es conveniente destacar que su técnica está completamente desnuda de matices esotéricos y creo innecesario destacar mi adhesión monolítica a esta.

El cerebro del estudiante está estructurado para aprender. La más mínima e insignificante pieza anatómica que lo forma fue diseñada con el propósito de que aprendiera, de conectarlo con el mundo exterior, del cual, el maestro y sus conocimientos forman parte indisoluble, y para que pudiera captar, comprender, procesar y almacenar la sapiencia que de este ambiente emana.

Pero para llevar a cabo esta actividad intelectual, es indispensable que su dueño, el alumno, tome la decisión de hacerlo, lleve a cabo esfuerzos para lograrlo y dedique tiempo para obtenerlo.

Por estos motivos considero imperativo que los avances alcanzados por la neurociencia se pongan a disposición y en beneficio de los maestros y sus alumnos, para contribuir al progreso de las técnicas de la enseñanza. Estos adelantos no pueden ser impuestos, sino que han de ser acatados de manera voluntaria, consciente y entusiasta por cada uno de ellos.

Los maestros y los miembros de los diversos niveles de dirección deben ponderar los dos métodos: el tradicional y el moderno y no contraponerlos, sino unificarlos, y seleccionar de cada uno los elementos que a su juicio sean más razonables, lógicos e idóneos para pulimentar las técnicas docentes y adaptarlas a la realidad de lo que sucede en el cerebro de los estudiantes.

No me cansaré de insistir en que el aceptar este método de trabajo no se trata de un acto de heroísmo, sino de una actitud razonable y lógica, y de reconocerlo como un procedimiento totalmente revestido de coherencia, que destila congruencia.

Y recuerde que el cerebro de un estudiante no debe:

• recibir (escuchar) cinco timbrazos diarios para cambiar de asignatura

• abandonar un aula a toda carrera para llegar a la próxima

• entrar en seis aulas y seis grupos de condiscípulos diferentes

• tener seis maestros distintos en un mismo día

• recibir información de seis asignaturas disímiles durante una jornada educativa de seis horas

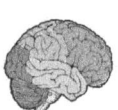

> Los cambios externos al ambiente del aula pueden producir estímulos que perturben el funcionamiento de los órganos de los sentidos y del cerebro de los alumnos, y mermar su capacidad para aprender (Síndrome general de adaptación).

CAPÍTULO XIX

El maestro: ¿inocente o culpable?

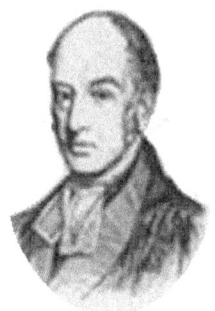

*Enseñar a quien no quiere aprender es
como sembrar un campo sin ararlo.*
RICHARD WHATELY
(1787-1863)
*Inglés especialista en lógica, teología
y economía*

Hay que cambiar el concepto que el sistema escolar, algunos legisladores y padres tienen sobre el alumno, lo ven solo como un elemento pasivo, receptivo, esponjoso, magnético, y hay que bautizarlo con los calificativos de componente activo, ingrediente creador que participa de manera fundamental en el proceso docente y que su éxito o fracaso académico descansa de manera predominante sobre sus hombros, o para ser más explícito y preciso, sobre su cerebro.

Si él quiere aprender, aprende, pero si no desea aprender, por extraordinario empeño, esmero y dedicación que el maestro despliegue en el aula para enseñarle, JAMÁS (sí, con mayúsculas) podrá lograrlo.

El alumno no adquiere directamente de las enseñanzas del maestro, a través de un embudo, los conocimientos que de estas se derivan, le es necesario trabajar con ellas y para esta importante actividad utiliza el instrumento más valioso que se ha construido en el mundo: EL CEREBRO.

El estudiante aprende cuando mediante su esfuerzo, estudiando, es capaz de captar con sus órganos de los sentidos, trasladar y almacenar en su memoria de larga duración, los conceptos más valiosos, sin distorsionarlos, tal como fueron formulados y transmitidos por su maestro.

La posibilidad de que el alumno capte la esencia de la información transferida depende de un número de factores que en síntesis, están vinculados con:

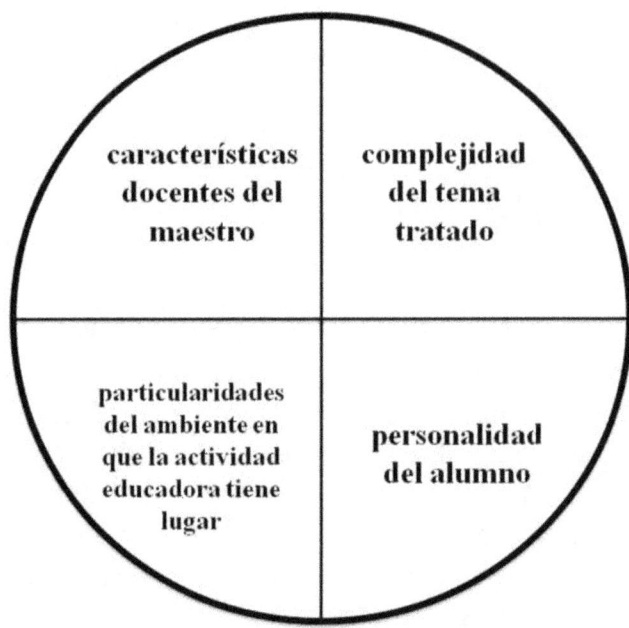

Tenga presente que el maestro es solo el conductor y el transmisor de los estímulos docentes, el encargado de recibirlos y procesarlos es el alumno. Y el contenido de la información no siempre es fácil de percibir, en ocasiones este «cargamento educativo» requiere de un esfuerzo extra (atención, análisis, reflexión y razonamiento) por parte del cerebro del alumno (receptor activo). Si el maestro está presente, puede ayudarlo, pero NUNCA hacerlo por él.

En esta interacción educadora, el MAESTRO (órgano efector) necesita llevar a cabo las siguientes funciones:

> Movilizar los conocimientos que tiene almacenados en su cerebro a través de los circuitos formados con sus neuronas.
>
> Transmitirlos a sus alumnos principalmente por medio de estímulos físicos: visuales y sonoros.
>
> Auxiliarse con el empleo de medios audio-visuales.

Mientras que el ALUMNO (elemento receptor), tiene una participación más compleja, algunas en el aula y otras durante el estudio:

Y   necesita poseer un cerebro capacitado para aprender

Y tener una estructura en su personalidad proclive a adquirir conocimientos

Y llevar a cabo una secuencia de funciones en el aula con sus órganos de los sentidos para captar la información del maestro

Y   procesar la información en su casa mediante el estudio

Y   hacer determinado esfuerzo de voluntad e intelectual

Y   valerse del método adecuado de estudio

Y utilizar la información contenida en su memoria relacionada con el tema que está estudiando

Y con este conjunto de informaciones, ser capaz de representarse las nociones que le ha explicado el maestro u obtenido del libro de texto

Y y con los datos procesados en su cerebro, se conforman los conocimientos sobre el tema en cuestión.

¿Y por qué insisto tanto en el papel del maestro y del alumno en esta simbiosis cultural que se establece entre ambos durante el proceso docente?

Lo hago para destacar las particularidades complicadas y laboriosas que caracterizan a la sucesión de etapas por las que deben transitar los conocimientos en el cerebro del alumno, sobre todo partiendo del principio de que es una actividad voluntaria, opcional, espontánea, sobre la cual el maestro puede, si está presente, influir, pero no determinar ni decidir cuándo ponerla en ejecución, ni determinar la calidad con que se lleve a cabo.

Me convierto de nuevo en la famosa escultura en bronce *El pensador*, del francés Auguste Rodin (1840-1917) al surgir en mi pensamiento la siguiente interrogante:

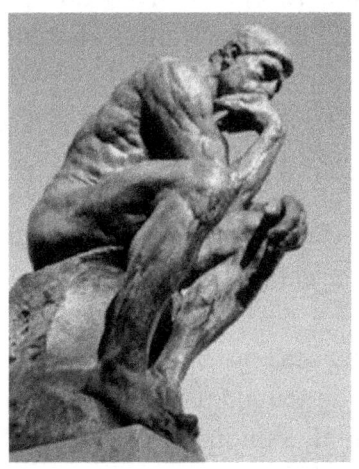

¿Quién personifica la actuación primordial en la función educativo escolar: el maestro o el alumno?

Y por favor, no me responda que los dos, porque yo estoy convencido de que ambos intervienen, pero con sinceridad contésteme cuál desempeña un papel más importante.

Y le advierto, no vaya a pensar que tengo una psicosis paranoide con delirios sobre la responsabilidad del alumno y que quiero eximir al maestro de toda culpa en sus funciones escolares. Por este motivo le estoy solicitando su opinión, y tenga en cuenta que me estoy refiriendo a los grados 6, 7 y 8 de la enseñanza media (*middleschool*) y 9, 10, 11 y 12 de la enseñanza media superior (*highschool*), en los cuales el estudiante ya tiene patrones de conducta y personalidad medianamente establecidos.

No es menos cierto que en el nivel elemental los alumnos todavía necesitan la cooperación y guía más inmediata y directa del maestro y de sus padres, con más dedicación que en los grados superiores, sin que esto signifique que en estos últimos no les haga falta, aunque es más difícil llevar a cabo esta ayuda. El cerebro de los estudiantes, dentro de la cavidad craneal, cuando tiene la capacidad requerida se mantiene funcionando y en plena actividad en el aula, gracias a cinco poleas de transmisión denominadas OÍDO, VISTA, OLFATO, TACTO y GUSTO.

El alumno, si no atiende las explicaciones del maestro o a la lectura del libro de texto con los órganos de los sentidos correspondientes, pierde el contacto con el medio educacional, los estímulos sensoriales se distorsionan y el procesamiento de estos será equívoco. Por otra parte, después de atender y recibir con fidelidad los estímulos sensoriales informativos del maestro, si no se abstrae y reflexiona acerca de estos, aislándose de la realidad que lo rodea, el funcionamiento de sus mecanismos neuronales electro-químicos será confuso o erróneo.

Y ¿cómo puede el maestro percatarse de que las actividades docentes que está llevando a cabo son exitosas?¿Acaso por los resultados académicos obtenidos por sus estudiantes?

Este criterio no se ajusta totalmente a la verdad con plena exactitud, ya que si bien es cierto que su desempeño influye en ellos, no es menos cierto que NO ES DETERMINANTE.

Hay alumnos que estudian asignaturas por Internet sin la presencia ni auxilio de un maestro, y existen universidades en las cuales, la asistencia a clase no es obligatoria en algunas asignaturas de la carrera.

El compromiso docente del maestro se extiende hasta un límite: informar, explicar, aclarar dudas y orientar. A partir de aquí, la elaboración que el alumno realice con sus enseñanzas se escapa de su empeño e interés, ya que esa sucesión de funciones mentales no puede ser regida, ni gobernada, ni conducida por la voluntad del maestro, sino que depende, a partir de esos confines, íntegramente, del estudiante.

Cuando un alumno enfrenta el examen de una asignatura, en esos precisos momentos no recibe conocimientos, tiene que hacer uso de los que tiene almacenados en su memoria de larga duración durante las actividades escolares y hogareñas y, para poder acudir a los que necesita de acuerdo con las características de las preguntas, le es necesario pensar.

El resultado que obtenga en sus calificaciones dependerá de los conocimientos acumulados y de la calidad del pensamiento que utilice:

- concentrarse
- leer las preguntas
- entenderlas
- establecer un juicio (facultad que posee el cerebro del estudiante que le permite discernir o distinguir unos aspectos de la pregunta de otros y valorarlos
- analizarlas (separar del contenido, el concepto central y sus partes, para conocer aisladamente sus componentes)
- razonarlas (pensar, ordenando las ideas y conceptos, para llegar a una conclusión
- seleccionar una respuesta

Y ninguna de estas actividades están directamente relacionadas, en esos instantes, con el maestro. Por lo tanto, aunque en un momento determinado de su pasado, un educador tuvo una parcial participación en el suministro del material cultural al cerebro del alumno, el que construyó los circuitos, consolidó las sinapsis con proteínas, atesoró las nociones aprendidas, fue el alumno, y de hecho, es el único capaz de recordarlas, traerlas al presente y utilizarlas al responder el cuestionario.

Después de realizados estos comentarios, pasemos a analizar la siguiente pregunta: ¿posee el alumno los conocimientos necesarios para procesar de manera adecuada la información que el maestro le hace llegar al cerebro a través de sus órganos de los sentidos?, ¿es culpable de no poseer las nociones básicas para utilizar de manera racional su cerebro durante el estudio?

> El conocimiento de cómo funciona el cerebro y como procesa la información que le es transmitida al alumno no es innato, hay que proveérselo.

Para ello entonces se requiere que se designe un espacio de tiempo para suministrárselo, cada día, de acuerdo a los fundamentos del funcionamiento de su cerebro con los conocimientos recibidos y los principios y reglas que debe cumplimentar para elaborar con calidad y éxito las enseñanzas del maestro.

Si el alumno no conoce los pasos a seguir mentalmente durante el estudio, para aprenderse el tema impartido por el maestro, lo más probable es que enfrente dificultades para conseguirlo, pero si lo logra, es por pura coincidencia, por obra del azar o de una conducta pragmática.

Y para finalizar:

¿Es el maestro inocente o culpable de que el alumno no posea los conocimientos para utilizar en los exámenes y responder adecuadamente las preguntas?

El veredicto final dependerá de que «su abogado defensor» sea capaz de esclarecer y convencer a los miembros «del jurado» del papel que cada uno de los factores —maestro, alumnos y padres— desempeñaron en los acontecimientos: transmisión de la información por el maestro y adquisición de las enseñanzas, y su incorrecto procesamiento por parte de algunos alumnos, razón por la cual se les «acusa» de haber obtenido bajas calificaciones.

RECOMENDACIONES FINALES

1	Adquirir el concepto de que el alumno es el elemento fundamental en el trinomio docente: maestro-alumno-padres.
2	Programar actividades docentes para enseñar al alumno a estudiar.
3	No asignar tareas al estudiante para la casa.
4	Recomendar al alumno que estudie en la casa, por lo menos una hora diaria.
5	Orientar a los padres para que colaboren con la anterior recomendación.
6	Facilitar al alumno, siempre que sea posible, el libro de texto (el maestro portátil).
7	No programar al alumno más de dos asignaturas básicas en un día.
8	Prolongar el tiempo de una clase a no menos de dos horas («esquema en bloque»).
9	Llevar a la conciencia del maestro, que él enseña: ./ a través de los órganos de los sentidos de sus alumnos ./ al cerebro de ellos
10	Organizar cursillos con los maestros para intercambiar ideas y sugerencias sobre las técnicas a utilizar para enseñar al cerebro de los alumnos a través de sus órganos de los sentidos.

BIBLIOGRAFÍA

Bell, Mike. *How Brains Learn. An Illustrated Guide*. Kindle Edition, s/a.

Bourtchouladze, R. *Memories Are Made of This. How Memory Works in Humans and Animals*, Columbia University Press, 2002.

Caine, R., G. Caine, C. McClintic y K. Klimek. *The 12 Brain/ Mind Learning Principles in Action*. Corwin Press, 2008.

Committee on Developments in the Science of Learning with additional material from the Committee on Learning Research and Educational Practice, Cognitive, and Sensory Sciences Board on Behavioral, Division of Behavioral and Social Sciences and Education and National Research Council. *How People Learn: Brain, Mind, Experience, and School*, Expanded Edition, National Academy Press, Washington, D.C., September 15, 2000.

Eichenbaum, H. *The Cognitive Neuroscience of Memory. An Introduction*, Oxford University Press, 2002.

Frith, Uta y S. J. Blakemore. *Cómo aprende el cerebro: las claves para la educación*, Editorial Ariel, 2007.

Hassed, Dr. Craig y Dr. Richard Chambers. *Mindful Learning: Reduce Stress and Improve Brain Performance for Effective Learning*, Kindle Edition, 2014.

Jensen, E. *Teaching with the brain in mind*, ASCD Publications, 1998.

Martel, Dr. L.D. *The 7 Secrets of Learning Revealed*, Cameo Publications, 2003.

Sosa, D. A. *Cómo aprende el cerebro*, Corwin Press, 2002.

Squirre, L. R. y E. R. Kandel. *Memory: From Mind to Molecules*, Scientific American Library, 1999.

Tabares Hantman, Perla. «Las claves del éxito», *El Nuevo Herald*, Miami, martes 13 de julio del 2010.

Willis, Judy. *Research-Based Strategies to Ignite Student Learning: Insights from a Neurologist and Classroom Teacher*, ASCD Publications, 2007.

ÍNDICE

www.ingramcontent.com/pod-product-compliance
Lightning Source LLC
Chambersburg PA
CBHW051644170526
45167CB00001B/333